U0673356

走近大别山黄精

王书珍 何 峰 陆 毅 主编

化学工业出版社

·北京·

内容简介

本书共 9 章，在系统调查大别山黄精的时空分布、传统加工方式、大别山特色技术、药材质量评价、现代研究与应用、市场动态等的基础上，整理大健康组方，从本草考证与文化传承、基源植物与遗传变异现状、种苗繁育、高效栽培、功能物质、功效机制解析、经典名方组方、产业发展现状与对策几个方面介绍黄精。

本书可供从事黄精相关行业的人员作为参考之用。

图书在版编目（CIP）数据

走近大别山黄精 / 王书珍，何峰，陆毅主编.

北京：化学工业出版社，2024. 7. -- ISBN 978-7-122 -46694-5

Ⅰ. R282.71

中国国家版本馆 CIP 数据核字第 20256J1G92 号

责任编辑：李 琰 　　　　　文字编辑：李 蕾 林玥彤 张晓锦
责任校对：李雨函 　　　　　装帧设计：关 飞

出版发行：化学工业出版社
　　　　　（北京市东城区青年湖南街 13 号　邮政编码 100011）
印　　装：天津千鹤文化传播有限公司
787mm×1092mm　1/16　印张 11¾　字数 245 千字
2025 年 6 月北京第 1 版第 1 次印刷

购书咨询：010-64518888　　　　　售后服务：010-64518899
网　　址：http://www.cip.com.cn
凡购买本书，如有缺损质量问题，本社销售中心负责调换。

定　　价：128.00 元
版权所有　违者必究

编写人员

主编

王书珍（黄冈师范学院）

何　峰（黄冈师范学院）

陆　毅（黄冈师范学院）

副主编

吴　伟（黄冈师范学院）

张家亮（黄冈师范学院）

李志良（黄冈师范学院）

参编

向　福（黄冈师范学院）

董洪进（黄冈师范学院）

付　俊（黄冈师范学院）

程孟荣（黄冈师范学院）

郑红妍（黄冈师范学院）

张　磊（黄冈师范学院）

谌祖文（黄冈师范学院）

武照娜（黄冈师范学院）

余姣君（黄冈师范学院）

编写总指导

方元平（黄冈师范学院）

前　言

黄精为百合科黄精属多年生草本植物，是传统的药食同源中药材，在我国有着悠久的应用历史，其药用功效在中医临床运用中备受认可，对脾胃气虚、肺虚劳嗽等多种病症疗效显著，现代研究揭示的其抗氧化、降血脂等作用，进一步拓展了其在医药领域的应用空间。但在产业快速发展的同时，也面临着文化传承与创新发展的双重挑战。如何在保留黄精文化内核的基础上，不断创新产业模式，是当下亟待解决的问题。深入研究黄精产业，正是为了搭建文化与产业之间的桥梁，让黄精产业在文化传承中稳健发展，在创新驱动下走向辉煌。

本书基于对黄精时空分布、传统加工、特色技术、质量评价、现代研究与应用以及市场动态等多方面的深入研究与探索，整理大健康组方，为黄精在健康领域的进一步拓展提供了新的方向。从本草考证与文化传承角度，追溯黄精的历史渊源，挖掘其深厚的文化内涵，让古老的智慧在现代社会中得以延续；剖析基源植物与遗传变异现状，有助于明确黄精的品种特性，为种质资源保护与开发利用提供科学依据；种苗繁育和高效栽培技术的不断革新，保障了黄精的产量与质量，满足市场日益增长的需求；对功能物质和功效机制的深入研究，为经典名方组方提供了科学支撑，也推动了黄精相关产品的研发与创新；而产业发展现状与对策的研究，则为黄精产业的可持续发展指明了道路，助力其在现代经济社会中实现更大的价值。

本专著出版受到国家中药管理局科技项目、中国工程科技发展战略湖北研究院咨询研究重点项目、中国工程科技发展战略湖北研究院咨询研究项目（编号：HB2025B04）、湖北省科技攻关项目、李时珍中医药文化与产业研究中心湖北省人文社科重点研究基地项目（编号：202532304）、2024年湖北省科技创新平台项目（编号：2024CSA071）、湖北省科技厅自然科学基金计划联合基金（编号：2025AFD345）的资助。

本书由王书珍、何峰、陆毅任主编，吴伟、张家亮、李志良任副主编，方元平捷提供了编写指导，向福、董洪进、付俊、程孟荣、郑红妍、张磊、谌祖文、武照娜、余姣君参与了本书的编写。

由于作者水平有限及时间仓促，不足之处在所难免，敬请广大读者批评指正。

编者
2025 年 2 月

目 录

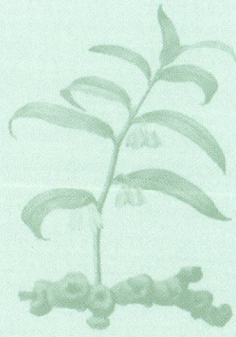

第 1 章

绪论

一、中药典籍中的黄精

黄精被古人认为是瑞草、不老芝，得坤土之精粹，食黄精可长生，始载于《神农本草经》。嵇康（223—262 或 224—263 年）的《与山巨源绝交书》中记载："又闻道士遗言，饵术黄精，令人久寿，意甚信之。"张华（232—300 年）在《博物志》中描述黄精："黄帝问天老曰：天地所生，岂有食之令人不死者乎？天老曰：太阳之草名曰黄精，饵而食之，可以长生。"（图 1-1）黄精正名最早见于南朝时期陶弘景的《名医别录》："味甘，平，无毒。主补中益气，除风湿，安五脏。久服轻身、延年、不饥。"世称"小仙翁"的东晋葛洪在《抱朴子内篇》中描述："黄精一名兔竹，一名救穷，一名垂珠，服其花胜其食……凶年可以与老小休粮，人不能别之，谓为米脯也。"南北朝的《本草经集注》首次记载黄精生境与形态："生山谷，二月采根，阴干。""今处处有。二月始生。一枝多叶，叶状似竹而短，根似葳蕤。"

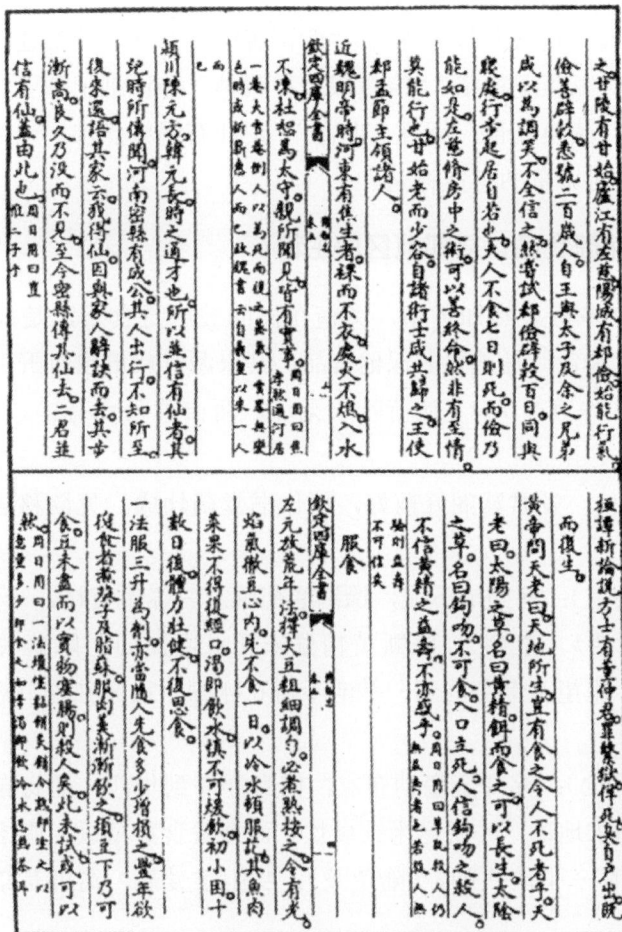

图 1-1 《博物志》黄精记载

唐《新修本草》（659 年）中记载：黄精肥地生者，即大如拳；薄地生者，犹如拇指。唐代著名医药学家孟诜所编著的世界上现存最早的中医食疗学专著《食疗本草》（713—741 年）中对黄精的描述为：根、叶、花、实，皆可食之，但相对者是，不对者名偏精。明代李时珍在《本草纲目》中描述为：仙家以为芝草之类，以其得坤土之精粹故谓之黄精。《本草纲目》记载黄精：其叶似竹而不尖，或两叶、三叶、四五叶，俱对节而生。

源流考释表明，清朝以前本草所载黄精主要指分布于安徽、甘肃、河北、黑龙江、河南、吉林、辽宁、内蒙古、宁夏、陕西、山东、山西、浙江等地和朝鲜、蒙古、俄罗斯西伯利亚地区的黄精等轮叶类群。2020 年出版发行的《中国药典》中规定，药材黄精为百合科植物滇黄精 *Polygonatum kingianum* Coll.et Hemsl.、黄精 *Polygonatum sibiricum* Red.、多花黄精 *Polygonatum cyrtonema* Hua 的干燥根茎。

二、唐诗宋词中的黄精

唐宋诗人熟知黄精，"有田多与种黄精""两亩黄精食有馀"等描述均表明黄精是部分地区的主要粮食作物。"三春湿黄精""绕篱栽杏种黄精"等详细记载了黄精灌溉、遮阴等多种人工栽培方法。"九蒸换凡骨，经著上世言""炉灶石锅频煮沸，土甑久炁气味珍"诗词中描述的加工方法是对本草的有益补充。

1. 黄精是重要的保健食品，局部地区的主粮

诗词考证表明，许多诗人熟知黄精，黄精在民间被广泛食用，是局部地区的主要粮食，灾年时期也可替代粮食，是重要的保健食品，其来源有栽培也有野生。

《见李白诗又吟》（许宣平）：一池荷叶衣无尽，两亩黄精食有馀。又被人来寻讨著，移庵不免更深居。

《寄王奉御》（张籍）：爱君紫阁峰前好，新作书堂药灶成。见欲移居相近住，有田多与种黄精。

《太平寺泉眼》（杜甫）：何当宅下流，馀润通药圃。三春湿黄精，一食生毛羽。

《谢梁尊师见访不遇》（李翔）：晓斸黄精昼未还，岂知仙老降柴关。一声归鹤唳江口，数片白云遗竹间。怅望有惭劳羽驾，差池不得礼冰颜。秋风独倚书斋立，遥想真晖对暮山。

《酬惠米诗》（金乔觉）：弃却金銮衲布衣，修身浮海到华西。原身自是皇太子，慕道相逢柯用之。未敢叩门求地语，昨叨送米续晨炊。而今餐食黄精饭，腹饱忘思前日饥。

《奉和袭美新秋言怀三十韵次韵》（陆龟蒙）：身闲唯爱静，篱外是荒郊。……白菌盈枯枿，黄精满绿筲。

《又次前韵赠贾耘老》（苏轼）：诗人空腹待黄精，生事只看长柄械。

《答周循州》（苏轼）：蔬饭藜床破衲衣，扫除习气不吟诗。前生似是卢行者，后学过

呼韩退之。未敢叩门求夜话，时叨送米续晨炊。知君清俸难多辍，且觅黄精与疗饥。

《入峡》（苏轼）：闻道黄精草，丛生绿玉簪。

《白水山佛迹岩》（苏轼）：溪流变春酒，与我相宾主。当连青竹竿，下灌黄精圃。

《赠丘郎中》（姚合）：绕篱栽杏种黄精，晓侍炉烟暮出城。万事将身求总易，学君难得是长生。

《踏莎行·割断凡缘》（张抡）：割断凡缘，心安神定。山中采药修身命。青松林下茯苓多，白云深处黄精盛。

2. 黄精的分布与应用

（1）黄精在山林的分布与应用记载

《本草经集注》（陶弘景）、《新修本草》（苏敬）均记载：生山谷，二月采根，阴干。今处处有。

《本草图经》（苏颂）记载：黄精，旧不载所出州郡，但云生山谷，今南北皆有之。以嵩山、茅山者为佳。

《饵黄精》（韦应物）：灵药出西山，服食采其根。

《太平寺泉眼》（杜甫）：三春湿黄精，一食生毛羽。

《寄焦炼师》（李颀）：得道凡百岁，烧丹惟一身。悠悠孤峰顶，日见三花春。白鹤翠微里，黄精幽涧滨。始知世上客，不及山中人。仙境若在梦，朝云如可亲。何由睹颜色，挥手谢风尘。

《蒙山作》（萧颖士）：东蒙镇海沂，合沓余百里。……白鹿凡几游，黄精复奚似。

《寄西岳山人李冈》（岑参）：莲花峰头饭黄精，仙人掌上演丹经。

《入峡》（苏轼）：闻道黄精草，丛生绿玉簪。

《白水山佛迹岩》（苏轼）：溪流变春酒，与我相宾主。当连青竹竿，下灌黄精圃。

（2）黄精在浙江的分布与应用记载

秦系避乱剡溪（浙江绍兴嵊州境内）所作的《期王炼师不至》：黄精蒸罢洗琼杯，林下从留石上苔。昨日围棋未终局，多乘白鹤下山来。

《诗 其二十四》（拾得）：一入双溪不计春，炼暴黄精几许斤。

《妙乐观》（灵一）：王乔所居空山观（今浙江绍兴南若耶山下云门寺），白云至今凝不散。……瀑布西行过石桥，黄精采根还采苗。

《题赠郑秘书征君石沟溪隐居》（白居易）：郑君得自然，虚白生心胸。……丹灶烧烟煴，黄精花丰茸。

（3）黄精在安徽的分布与应用记载

《题勤尊师历阳山居》（许浑）：鸡笼山上云多处，自劚黄精不可寻。

《见李白诗又吟》（许宣平）：一池荷叶衣无尽，两亩黄精食有馀。作者的隐居地为新安（今安徽歙县）。

《酬惠米诗》（金乔觉）：而今餐食黄精饭，腹饱忘思前日饥。作者在九华山以黄精等杂粮为生，潜心修行。

3. 黄精功效、药用部位、加工

唐诗宋词描述黄精叶、花、果实和幼苗均可作食药用，与本草记载一脉相承，是对本草的有益补充。

《饵黄精》《丈人山》《灵草歌山青草》《赠西岳山人李冈》《赵十四兄见访》《了仙谣》《初别子由》《黄精鹿》《书感》《怀青城旧游》《老叹》等唐诗宋词均明确描述黄精能补中益气，扫除白发，久服轻身、延年、不饥。

《饵黄精》（韦应物）：灵药出西山，服食采其根。九蒸换凡骨，经著上世言。候火起中夜，馨香满南轩。斋居感众灵，药术启妙门。自怀物外心，岂与俗士论。终期脱印绶，永与天壤存。

《丈人山》（杜甫）：扫除白发黄精在，君看他时冰雪容。

《太平寺泉眼》（杜甫）：三春湿黄精，一食生毛羽。

《灵草歌山青草》（白云仙人）：仙草名山青，根株似黄精。人服发再黑，偏疗小儿惊。烧药堪为柜，秋夏叶长新。

《赠西岳山人李冈》（岑参）：君隐处，当一星。莲花峰头饭黄精，仙人掌上演丹经。鸟可到，人莫攀，隐来十年不下山。袖中短书谁为达，华阴道士卖药还。

《赵十四兄见访》（王昌龄）：客来舒长簟，开阁延清风。但有无弦琴，共君尽尊中。晚来常读易，颇者欲还嵩。世事何须道，黄精且养蒙。嵇康殊寡识，张翰独知终。忽忆鲈鱼脍，扁舟往江东。

《了仙谣》（贯休）：海中紫雾蓬莱岛，安期子乔去何早。游戏多骑白骐骥，须发如银未曾老。亦留仙诀在人间，啗镞终言药非道。始皇不得此深旨，远遣徐福生忧恼。紫术黄精心上苗，大还小还行中宝。若师方术弃心师，浪似雪山何处讨。

《初别子由》（苏轼）：会须扫白发，不复用黄精。

《次韵致政张朝奉仍招晚饮》（苏轼）：扫白非黄精，轻身岂胡麻。

《黄精鹿》（苏轼）：太华西南第几峰，落花流水自重重。幽人只采黄精去，不见春山鹿养茸。

《村舍杂书》（陆游）：逢人乞药栽，郁郁遂满园。玉芝来天姥，黄精出云门。丹苗雨后吐，绿叶风中翻。活人吾岂能，要有此意存。

《入秋游山赋诗略无阙日戏作五字七首识之以野》（陆游）：黄精扫白发，面有孺子颜。简寂吾家旧，飘然时往还。

《怀青城旧游》（陆游）：少陵老子未识真，欲倚黄精除白发。

《书感》（陆游）：茅檐住稳胜华屋，芋糁味甘如大烹。静观万事付一默，扫空白发非黄精。

《老叹》（陆游）：齿发衰残久退休，衡茅荒寂更禁秋。一年用力身犹倦，百不关心梦亦愁。远浦卧看凫泛泛，深林时听鹿呦呦。天台日有游僧过，白术黄精不待求。

《题卢道士房》（李颀）：秋砧响落木，共坐茅君家。唯见两童子，林前汲井华。空坛静白日，神鼎飞丹砂。麈尾拂霜草，金铃摇雾霞。上章尘世隔，看弈桐阴斜。稽首问仙要，黄精堪饵花。

《诗　其二十四》（拾得）：一入双溪不计春，炼暴黄精几许斤。炉灶石锅频煮沸，土甑久烝气味珍。谁来幽谷餐仙食，独向云泉更勿人。延龄寿尽招手石，此栖终不出山门。

4. 黄精的文化内涵

《移居深山谢别亲故》（刘商）：不食黄精不采薇，葛苗为带草为衣。孤云更入深山去，人绝音书雁自飞。

《丈人山》（杜甫）：自为青城客，不唾青城地。为爱丈人山，丹梯近幽意。丈人祠西佳气浓，绿云拟住最高峰。扫除白发黄精在，君看他时冰雪容。

《山居新种花药，与道士同游赋诗》（钱起）：自乐鱼鸟性，宁求农牧资。浅深爱岩壑，疏凿尽幽奇。雨花相助好，莺鸣春草时。种兰入山翠，引葛上花枝。风露拆红紫，缘溪复映池。新泉香杜若，片石引江蓠。宛谓武陵洞，潜应造化移。杖策携烟客，满袖掇芳蕤。蝴蝶舞留我，仙鸡闲傍篱。但令黄精熟，不虑韶光迟。笑指云萝径，樵人那得知。

第 2 章

大别山黄精种质资源

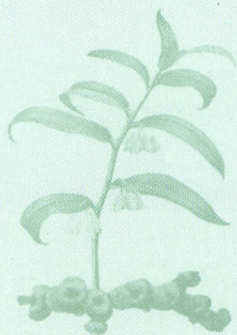

大好山峰诗钢锰金钱

黄精属（*Polygonatum* Mill.）是具有根状茎的草本植物，主要分布于北温带地区，全球有 87 种，包括 9 个变种和 8 个杂交种。中国分布的黄精属植物有 47 种。各省市区均有黄精分布，主要分布于东北、华东、西北、华北以及东南等地区海拔 3600m 以下的灌丛、林下或山坡阴处等地（图 2-1），主要栽培产区为黑龙江、吉林、河北、内蒙古、陕西、河南、山东等省。滇黄精和多花黄精则主要产自四川和云南。多花黄精野生资源分布最广、产量最多，约占野生黄精总量的 80%。黄精属植物全株可以入药，但是根状茎的药用价值最大。

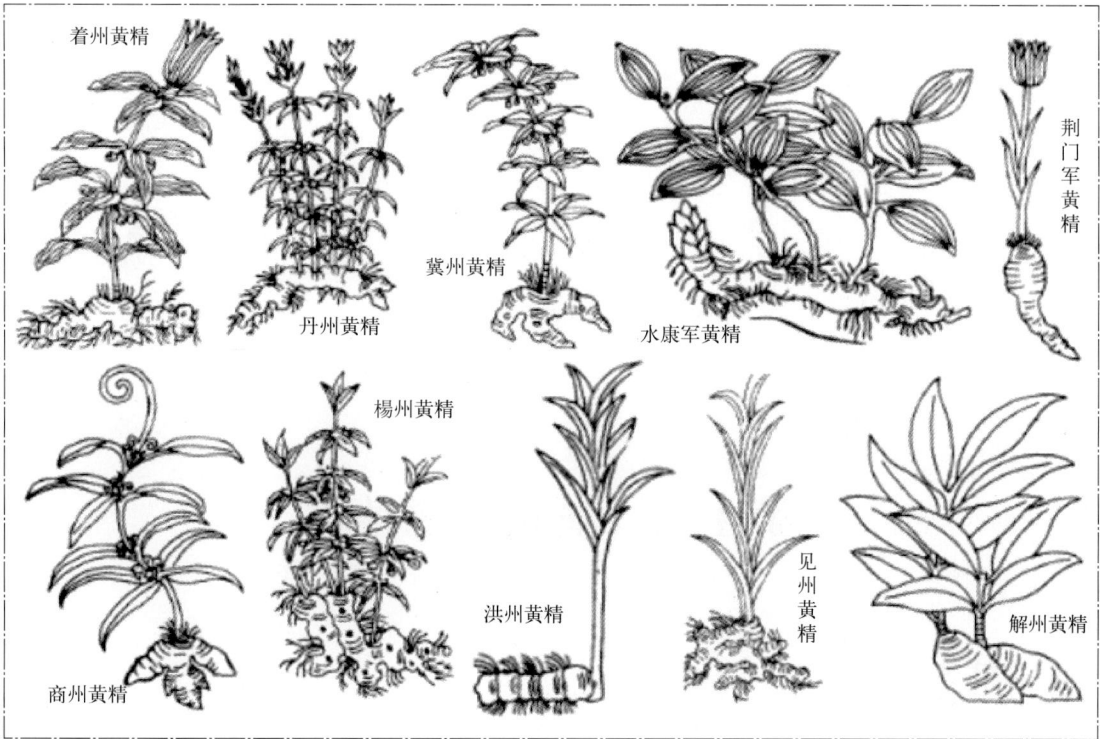

图 2-1　宋·《本草图经》中黄精产地

黄精属植物的茎直立且不分枝，茎的基部带有膜质鞘（图 2-2）。叶子互生、对生、轮生，全缘，本属植物的实生苗和成长的植株在叶形、叶序上变化很大。花集生于叶腋间，呈伞形、伞房、总状花序。花被片 6，下部合成筒状，裂片顶端外面常带有乳突状毛，花被筒基部与子房贴生，并与花梗之间有一关节。雄蕊数 6，花丝上部离生但是下部贴生于花被筒，矩圆形至条形花药基部 2 裂（内向开裂）。子房 3 室，每室有 2～6 颗胚珠，花柱丝状，多数在花被以内，柱头小。浆果，近似球形，含 2～10 粒种子。黄精属的大部分种，茎的上端向一侧弯拱，具互生叶的种类叶偏向另一侧，具轮生叶的种类上部作攀援状。

大别山区天然分布着黄精（*Polygonatum sibiricum* Red.）、滇黄精（*Polygonatum*

kingianum）、多花黄精（*Polygonatum cyrtonema*）、玉竹（*Polygonatum odoratum*）、长梗黄精（*Polygonatum filipes*）、长柄黄精（*Polygonatum longipedunculatum*）、湖北黄精（*Polygonatum zanlanscianense*）、金寨黄精（*Polygonatum jinzhaiense*）、卷叶黄精（*Polygonatum cirrhifolium*）、轮叶黄精（*Polygonatum verticillatum*）、湘黄精（*Polygonatum hunanense*）、早花黄精（*Polygonatum praecox*）。根据形态特征，分为轮生叶类群和互生叶类群。轮生叶类群包括黄精、滇黄精、轮叶黄精、卷叶黄精等种类，互生叶类型以多花黄精和玉竹（栽培）为代表。安徽大别山有黄精属植物11种，包括黄精、多花黄精、长梗黄精、湖北黄精等，其黄精蕴藏量约800吨。

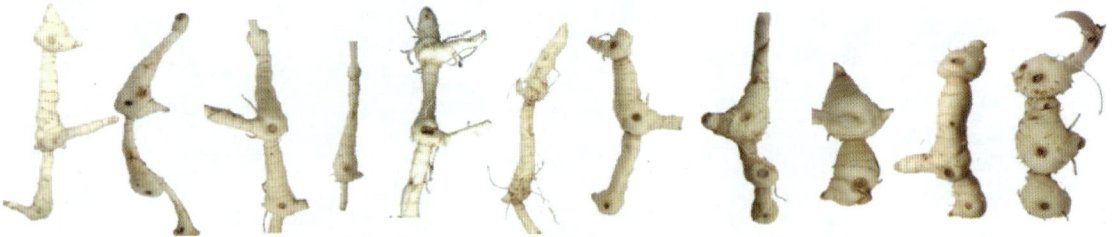

图 2-2　不同黄精的根茎形态

引自刘校 . 安徽中医药大学，2018.

第 1 节　黄精资源种类

一、黄精

植物学特征：黄精（*P.sibiricum*）的根状茎呈圆柱形，节间膨大而一端粗一端细，粗端有短分枝，直径 1～2cm。茎高 50～100cm，有时呈攀援状。黄精最初的小苗仅具 1 枚椭圆形的叶（长 4～8cm，宽 2～3cm），幼苗期后来的叶为对生、披针形，长 5～7cm，宽 1～1.2cm。长年植株叶轮生，每轮 4～6 片，条状披针形，长 8～15cm，宽 4～16mm，先端卷曲或呈钩状。花序伞形，2～4 朵，总花梗长 1～2cm，单花梗长 2.5～10mm，下垂。苞片生在花梗的基部，膜质、钻形、条状披针形，长 3～5mm。花乳白色至淡黄色，长 9～12mm，花被筒中部略缢缩，裂片长约 4mm，花丝长 0.5～1mm，花药长 2～3mm。子房长约 3mm，花柱长 5～7mm。浆果黑色，直径 7～10mm，含 4～7 粒种子。花期 5～6 月，果期 8～9 月（图 2-3、图 2-4）。

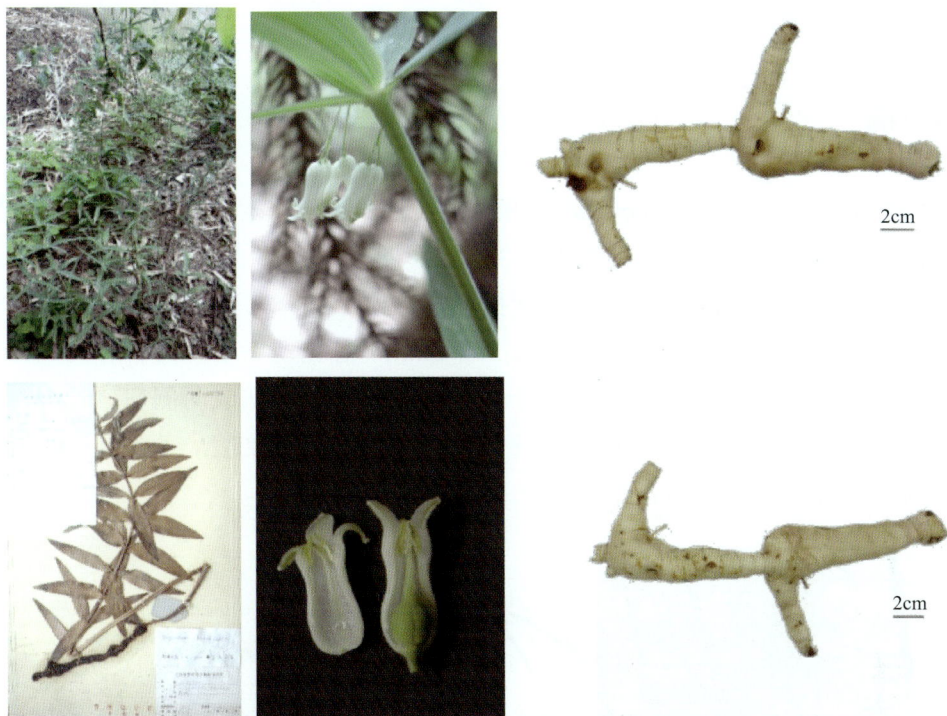

图 2-3　黄精的植株、花、标本及根状茎图

引自刘校 . 安徽中医药大学，2018.

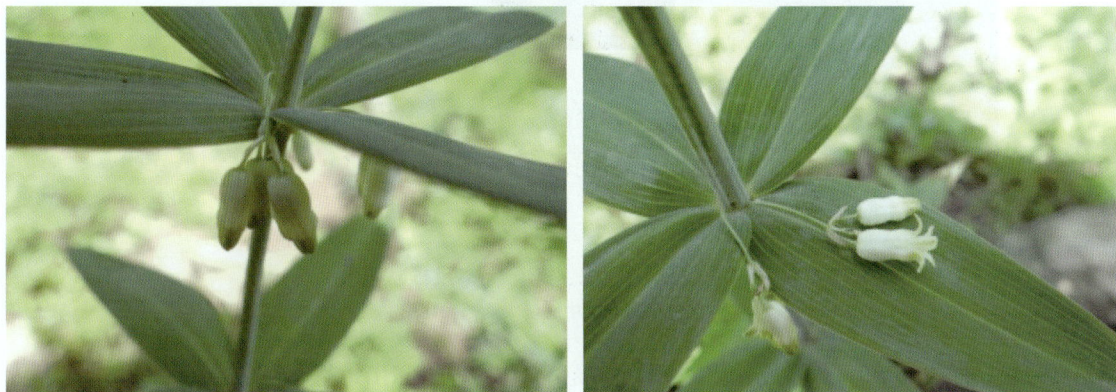

图 2-4　黄精的花蕾期和盛花期

引自刘校 . 安徽中医药大学，2018.

生境：海拔 800～2800m 的林下、灌木丛、山坡阴处。

分布：黑龙江、吉林、辽宁、河北、山西、陕西、内蒙古、宁夏、甘肃东部、河南、湖北、山东、安徽东部、浙江西北部等地，以及朝鲜、蒙古、俄罗斯西伯利亚东部。

药用价值：根状茎入药。清热解毒，用于咽喉肿痛；滋阴润燥，可治口舌生疮；祛痰止咳，可治咳嗽气喘；滋补养颜，可治消瘦乏力；明目退翳，可治目视昏花；化瘀止痛，可治跌打损伤；改善记忆力，预防脑衰退；具抗癌和抗氧化作用。黄精还具有滋润心肺、生津养胃、补精髓的功效。

二、滇黄精

植物学特征：滇黄精（*P.kingianum*）根状茎肥厚，呈近圆柱形或近连珠状，结节有时呈不规则菱形，直径 1～3cm。茎高 1～3m，顶端呈攀援状。叶轮生，每轮 3～10 片，长 6～25cm，宽 3～30mm，条形、条状披针形、披针形，先端卷曲。花序含 2～6 朵花。花瓣粉红色，长 18～25mm，裂片长 3～5mm。总花梗下垂，长 1～2cm，花梗长 0.5～1.5cm。苞片微小，膜质，通常生于花梗下部。花丝丝状或两侧扁，长 3～5mm，花药长 4～6mm。子房长 4～6mm，花柱长 8～14mm。浆果红色，直径 1～1.5cm，含 7～12 粒种子。花期 3～5 月，果期 9～10 月（图 2-5）。

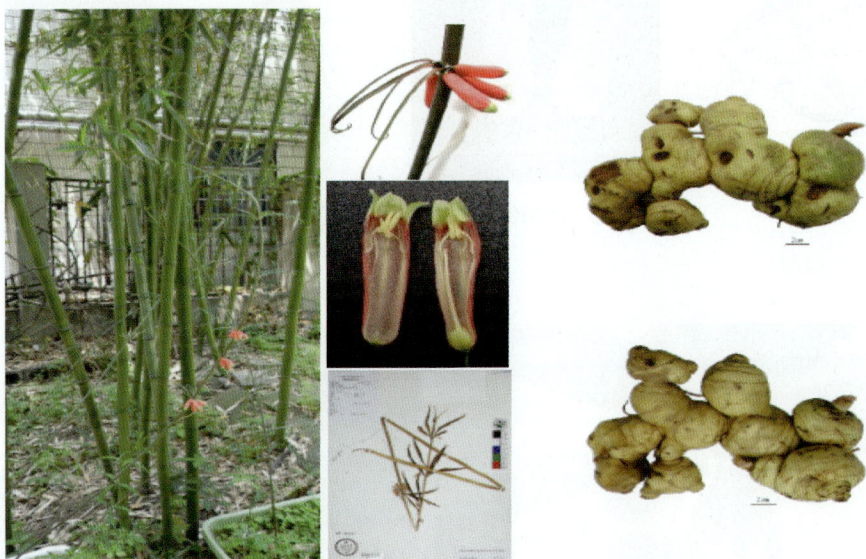

图 2-5　滇黄精植株、花、标本及根状茎图
引自刘校 . 安徽中医药大学，2018.

生境：海拔 2000～4000m 阴凉潮湿但无酷暑严寒的高山地区。

分布：云南省和西藏自治区等西南地区，广西壮族自治区等华南地区，湖北省等华中地区。

药用价值：滇黄精在解毒、止咳、健脾、通经等方面具有药用价值，是云南地区常用的民间草药之一：清热解毒，用于治疗疮肿疥癣等症；祛痰止咳；健脾开胃，可促进脾胃功能，治疗胃痛呕吐；明目退翳，可用于翳盲目暗；通经活血，对经闭腹痛有一定效果；具有一定的抑制肿瘤生长和转移的作用；可促进淋巴细胞增殖，提高机体免疫力；具有一定的抗氧化和抗疲劳作用。其具有一定的开发和利用潜力。

三、多花黄精

植物学特征：多花黄精（*P. cyrtonema*）根状茎肥厚，连珠状或结节成块，有时为近圆柱形，直径 1～2cm。茎高 50～100cm。常 10～15 枚叶互生，椭圆形、卵状披针形、矩圆状披针形，少有稍作镰状弯曲，长 10～18cm，宽 2～7cm，先端尖至渐尖。花序伞形，具 2～14 朵花，总花梗长 1～6cm，花梗长 0.5～3cm。苞片位于花梗中部以下。花被黄绿色，全长 18～25mm，裂片长约 3mm。花丝长 3～4mm，两侧扁或稍扁，具乳头状突起至具短绵毛，顶端稍膨大乃至具囊状突起，花药长 3.5～4mm。子房长 3～6mm，花柱长 12～15mm。浆果黑色，直径约 1cm，具 3～9 粒种子（图 2-6）。花期 5～6 月，果期 8～10 月。

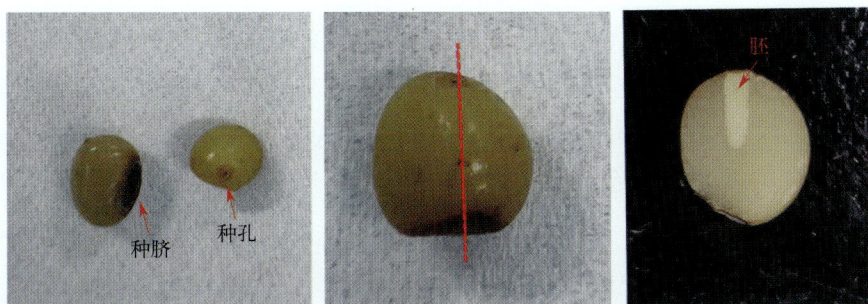

图 2-6 多花黄精种子纵切示意图
引自湖南农业科学，2024（5）：7-12.

生境：海拔 2000～3600m 半阴湿润的山地灌木林下、沟谷地带。

分布：主要分布在西南地区的四川、云南、贵州、西藏等地，少数分布在华中地区湖北、湖南、陕西等省份，以及华东地区的安徽、浙江、江西等省份。

药用价值：多花黄精可以治疗呼吸系统疾病（肺炎、支气管炎），增强免疫力，清热化痰、止咳平喘，具有抗癌、抗氧化、降糖、改善记忆力、预防阿尔茨海默病、健脑益智、生肌止血、收敛止血的功效。

四、玉竹

植物学特征：玉竹（*P.odoratum*）根状茎呈圆柱形，直径 5～14mm。茎高 20～50cm。叶互生，椭圆形至卵状矩圆形，长 5～12cm，宽 3～6cm，先端尖，下面带灰白色，脉上平滑至乳头状粗糙。花序 1～8 朵花，总花梗（单花时为花梗）长 1～1.5cm，有时有条状披针形苞片。花黄绿色至白色，长 13～20mm，花被筒较直，裂片长约 3～4mm。花丝丝状，近平滑至具乳头状突起，花药约 4mm。子房 3～4mm，花柱长 10～14mm。浆果蓝黑色，直径 7～10mm，具 7～9 粒种子。花期 5～6 月，果期

7～9月。

生境：欧亚大陆温带地区海拔 500～2500m 的生林下、灌木林缘、山谷溪边等处。

分布：长江流域及华南山地的四川、云南、贵州、广西、湖南、湖北等地广泛分布，以秦岭、巴山、武夷山等地分布最为集中，海拔跨度大，生境类型多样。

药用价值：清热解毒，可用于咽喉肿痛、牙龈肿痛等上呼吸道感染；祛痰止咳，可用来治疗咳嗽、气喘等呼吸系统疾病；滋阴润燥、生津止渴，可治口舌生疮、口干口苦；软坚散结，可用来治疗消化系统积聚；养血安神，可改善失眠多梦；外用可治跌打肿痛、疮肿湿疹等；抗氧化活性好；可提高机体免疫力。

五、长梗黄精

植物学特征：长梗黄精（*P. filipes*）根状茎呈连珠状或有时"节间"稍长，直径 1～1.5cm。茎高 30～70cm。叶互生，矩圆状披针形至椭圆形，先端尖至渐尖，长 6～12cm，下面脉上有短毛。花序具 2～7 朵花。总花梗细丝状，长 3～8cm，花梗长 0.5～1.5cm。花被淡黄绿色，长 15～20mm，裂片长约 4mm，筒内花丝贴生部分稍具短绵毛。花丝长约 4mm，具短绵毛，花药长 2.5～3mm。子房长约 4mm，花柱长 10～14mm。浆果直径约 8mm，具 2～5 粒种子。

生境：生长于海拔 200～600m 的灌丛、林下、草坡等地。

分布：福建、江西、湖南、江苏、广东、安徽、浙江、湖北等地。

药用价值：以根状茎入药，有补气养阴、健脾、润肺、益肾之功效，常用于治疗脾胃气虚、体倦乏力、胃阴不足、口干食少等症状。

六、长柄黄精

植物学特征：长柄黄精（*P. longipedunculatum*）根状茎肥厚呈连珠状，间或节间稍长，直径 1～2cm，黄白色或淡黄褐色，根状茎表面粗糙，具明显的环纹。茎高 30～70cm。叶子互生，矩圆状披针形至椭圆形，先端尖至渐尖，长 6～12cm，叶脉下面有短毛。花序具 2～7 朵花，淡黄绿色。总花梗细如丝，长 3～8cm，花梗长 0.5～1.5cm。花瓣长 15～20mm，裂片约 4mm。花被筒内部花丝贴生处略有短绒毛。花丝长约 4mm，有短绒毛，花药长 2.5～3mm。子房长约 4mm，花柱长 10～14mm。果实直径约 8mm，含 2～5 粒种子。

生境：海拔 800～2500m 的山坡林下、山谷溪边及路旁岩石上阴湿的半阴环境下，也有在较低海拔的分布记录。

分布：长江流域省份（湖北、湖南、四川、贵州等省）是长柄黄精的分布中心；江西、安徽、浙江、福建等在华东地区间断分布；河南、陕西、甘肃等华中及西北地区有局部分布；广西、广东等华南地区少量分布；云南、西藏等西南地区有极少量分布记录。

药用价值：清热抗炎，用于治疗咽喉肿痛、牙龈肿痛等上呼吸道炎症；祛痰止咳，对急性和慢性呼吸系统炎症引起的咳嗽有一定治疗作用；增强免疫力；具有稳定血糖的作用，可辅助治疗糖尿病；具有一定的抑制肿瘤生长的功效；抗氧化，可清除体内自由基；可用于治疗胃炎、胃溃疡等消化系统疾病；对情绪稳定、改善睡眠有一定帮助。

七、湖北黄精

植物学特征：湖北黄精（P.zanlanscianense）根状茎肥厚，呈连珠状或块状，直径1～2.5cm。茎可达1m，直立或上部攀援。叶轮生，每轮3～6片，形状变异较大，椭圆形至条形，长5～15cm，宽4～35mm，先端卷曲或略弯。花序近伞形，有2～11朵花，花白色、淡黄绿色或淡紫色。总花梗长5～40mm，花梗长2～10mm。苞片生于花梗基部，膜质或中部略草质，1脉。花瓣长6～9mm，花被筒稍缢缩。花丝长0.7～1mm，花药长2～2.5mm。子房约2.5mm，花柱1.5～2mm。浆果直径6～7mm，紫红色或黑色，有2～4粒种子。花期6～7月，果期8～10月（图2-7）。

湖北黄精与卷叶黄精、黄精在分布区重叠地带存在过渡类型，界限不十分明确，形态上介于卷叶黄精和黄精之间。与卷叶黄精比较，湖北黄精花序具较多小花，花梗基部具约等长的膜质苞片。与黄精比较，湖北黄精根状茎呈连珠状或姜块状，花较小，花柱较短。

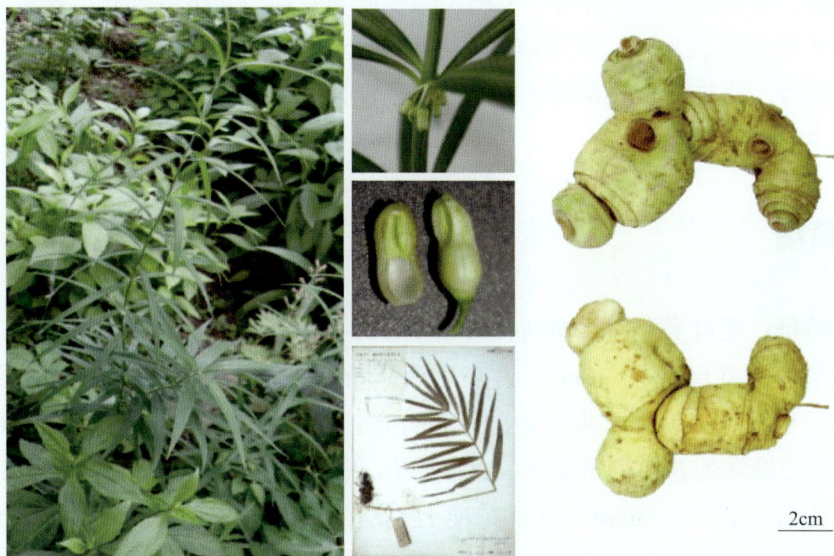

2cm

图 2-7　湖北黄精植株、花、标本及根状茎图片

引自刘校. 安徽中医药大学，2018.

生境：海拔800～2700m的林下或山坡阴湿地。

分布：甘肃（东南部）、陕西（南部）、四川、贵州（东部）、湖北、湖南（西部）、河南、江西（西北部）、江苏（宜兴）。

药用价值：清热解毒，可治咽喉肿痛；祛痰止咳，可治咳嗽气喘；滋阴润燥，可治口舌生疮；养血安神，可治失眠多梦；明目退翳，可治目视模糊；改善记忆力，预防脑衰退；具一定的抗癌和抗氧化作用；对肺炎、支气管炎等有辅助治疗作用。

八、金寨黄精

植物学特征：金寨黄精（*P.jinzhaiense*）根状茎短粗，呈不规则块茎状，直径1～1.5cm，表面粗糙。茎高20～50cm，无毛，直立。叶互生，卵形或椭圆形，两面无毛，先端渐尖，基部圆形或微心形，叶脉羽状。花序顶生、伞形，有花1～3朵。总花梗细丝状，长1.5～2.5cm，花梗长4～6mm。苞片细小，早落。花被钟状，6裂，淡绿色至黄绿色，花被片披针形，长约5mm。花丝扁平，两侧有乳头状细突起，顶端不膨大，花药椭圆形。子房上位，3室，花柱细长，柱头3裂。浆果球形，成熟时黑紫色。种子近球形，表面有细网纹。花果期为5～8月。

生境：主要分布于海拔500～1500m的山地林下、灌木丛中、溪谷路旁的阴暗潮湿环境中。

分布：分布核心区在安徽省南部和中部的山地，模式产地和分布中心位于安徽金寨县。湖北、江西、浙江等省也有局限分布。

药用价值：金寨黄精清热解毒，可用于咽喉肿痛、口舌生疮等症状；祛痰止咳，可治咳嗽、气喘等呼吸系统疾病；滋阴润燥，可治口干口苦；软坚散结，可用于改善消化系统；改善记忆力，助益智力；养血安神，可治多梦失眠；具抑制肿瘤作用；具一定抗氧化活性。

九、卷叶黄精

植物学特征：卷叶黄精（*P.cirrhifolium*）根状茎肥厚，圆柱形，直径1～1.5cm，或呈连珠状结节，结节直径1～2cm。茎高可达90cm。叶通常3～6枚轮生，少有下部叶散生，细条形至条状披针形，少数矩圆状披针形，长4～12cm，宽2～15mm，先端卷曲或呈钩状，边缘常外卷。花序轮生，通常2花，总花梗长3～10mm，花梗长3～8mm，下垂。苞片无脉，长1～2mm，位于花梗上或基部。花淡紫色，8～11mm长，花被筒中部稍缢缩，裂片约2mm。花丝0.8mm，花药长2～2.5mm。子房约2.5mm，花柱约2mm。浆果红色或紫红色，直径8～9mm，含4～9粒种子。花期5～7月，果期9～10月（图2-8）。

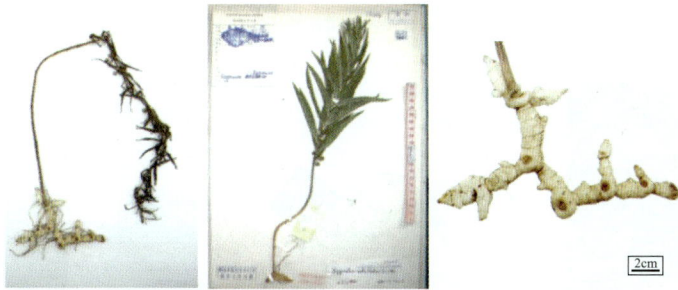

图 2-8　卷叶黄精植株、标本及根状茎图片

引自刘校 . 安徽中医药大学, 2018.

生境：海拔 2000 ～ 4000m 的林下、山坡、草地。

分布：西藏（东部和南部）、云南（西北部）、四川、甘肃（东南部）、青海（东部与南部）、宁夏、陕西（南部）、湖北，在尼泊尔和印度北部等也有分布。

药用价值：卷叶黄精清热解毒，主治咽喉肿痛；祛痰止咳，可治各种呼吸系统炎症；滋阴润燥，可治口舌生疮；软坚散结，可治消化系统疾病；养血安神，可改善失眠；具一定的抗氧化和抑制肿瘤作用；增强记忆力，可预防脑功能衰退；外用可治跌打损伤、疮肿等。

十、轮叶黄精

植物学特征：轮叶黄精（*P.verticillatum*）根状茎节间长 2 ～ 3cm，一端粗一端细，粗端有短分枝，直径 7 ～ 15mm，少数呈连珠状。茎高可达 80cm。叶常 3 片轮生，间或对生或互生，矩圆状披针形（长 6 ～ 10cm，宽 2 ～ 3cm）到条状披针形或条形（长达 10cm，宽 5mm），先端尖至渐尖。花单朵或 2 ～ 4 朵成序，总花梗长 1 ～ 2cm，花梗长 3 ～ 10mm，下垂。苞片微小生于花梗上。花淡黄色或淡紫色，长 8 ～ 12mm，裂片长 2 ～ 3mm。花丝长 0.5 ～ 2mm，花药长约 2.5mm。子房约 3mm，花柱与子房等长或稍短。浆果红色，直径 6 ～ 9mm，有 6 ～ 12 粒种子。花期 5 ～ 6 月，果期 8 ～ 10 月（图 2-9）。

生境：海拔 500 ～ 2000m 的山地林下、灌丛中、山坡草地。

分布：轮叶黄精在长江中下游地区分布最为集中，以湖北、湖南、四川、云南等省份最多。往东、往北、往西南分布逐渐减少。华东地区主要分布在安徽、浙江、江西、福建等省。在华北及西北地区的陕西、甘肃、河南、山西等省间断分布。在广西、广东、海南等华南地区偶有分布。贵州、西藏等西南地区有极少量分布记录。在欧洲经西南亚至尼泊尔、不丹均有分布。

药用价值：轮叶黄精具多种药用价值，具体表现在：清热解毒，可治疗咽喉肿痛、口舌生疮；祛痰止咳，可用于治疗各种呼吸系统炎症；滋阴润燥，可治口干口苦；软坚散结，可治消化系统疾病；调经止血，可治经闭腹痛；外用可治跌打损伤、疮肿等；具有一定的抗癌和抗氧化活性；可改善记忆力，预防脑衰退。

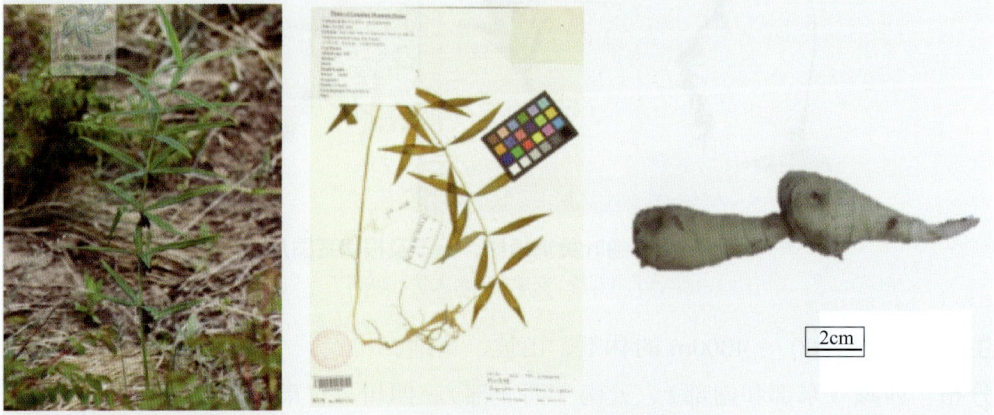

图 2-9　轮叶黄精植株、标本及根状茎图片

引自刘校 . 安徽中医药大学，2018.

十一、湘黄精

植物学特征：湘黄精（*P.hunanense*）根状茎短粗，呈不规则块茎状，表面粗糙，直径 1～2cm。茎高 30～80cm，无毛，直立。叶互生，叶片椭圆形或卵形，先端急尖或渐尖，基部圆形或微心形，两面无毛，叶脉羽状。花序顶生，呈伞形状，花 2～6 朵。总花梗丝状，长 1.5～3cm。花梗长 5～10mm。苞片微小，线形，早落。花被筒状，淡绿色至乳白色，长 10～15mm，6 裂至基部，裂片披针形。花丝扁平，无毛，顶端不膨大，花药椭圆形。子房上位，3 室，花柱长于子房 2 倍。浆果球形，直径 7～10mm，成熟时黑色。种子近球形，表面具细网纹。花期 4～5 月，果期 8～9 月。

生境：分布在海拔 500～1500m 的山坡林下、溪谷路旁等阴湿处。

分布：分布核心区在湖南省西部山区，集中分布于湖南西部、湖北西北地区，模式产地在湖南西部保靖县。湖北、四川、贵州也有少量分布，向东分布逐渐减少。

药用价值：湘黄精药用价值显著，具体表现在：清热解毒，可治咽喉肿痛；祛痰止咳，可治呼吸系统疾病；滋阴润燥，可治口舌生疮；软坚散结，可治消化系统疾病；养血安神，可改善多梦失眠；可提高免疫力，增强抗病能力；外用可治跌打肿痛、疮肿等；具有　定的抗氧化作用。

十二、早花黄精

植物学特征：早花黄精（*P. praecox*）根状茎短粗，表面有明显的茎痕环，呈不规则块茎状，直径 0.5～1cm。茎高 10～30cm，无毛，直立。叶互生，椭圆状披针形，两面无毛，先端急尖，基部渐窄，叶脉羽状。伞形花序顶生，花 1～3 朵。总花梗长 1～3cm，花梗长约 5mm，苞片早落。花被筒状钟形，淡绿白色，长 8～12mm，6 裂至近基部，裂片披针形。花丝扁平，无毛，顶端不膨大，花药淡黄色，椭圆形。子房上位，3 室，花柱长于子房 1 倍。浆果球形，直径约 8mm，成熟时黑色。种子扁平，表面具细网纹。花期 3～4 月，果期 6～8 月。

生境：主要分布在海拔 500～1500m 的山坡林下、灌木丛、溪谷路旁的阴暗潮湿环境。

分布：主要分布于黑龙江、吉林、辽宁、内蒙古、河北、山西等东北和华北地区的山地，海拔跨度较大，是典型的温带林下植物之一。在华中地区也有少量的分布。

药用价值：早花黄精药食两用，具体体现在：清热解毒，可用于咽喉肿痛、口舌生疮等；祛痰止咳，可用于治疗呼吸系统疾病；滋阴润燥，可治口干口苦；软坚散结，可治消化系统疾病；养血安神，可治多梦失眠；外用可治跌打损伤、疮肿等；可提高机体免疫力；具有一定的抗癌和抗氧化活性。

第 2 节　黄精属资源的结构特征

不同黄精的地上形态、药用根状茎形态、生长发育、质地气味均存在差异（图 2-10）。从东南角的江苏茅山地区沿西北方向延伸，黄精的株高、每轮叶片数、叶片宽窄比例、开花轮数、根状茎会出现正相关的现象。

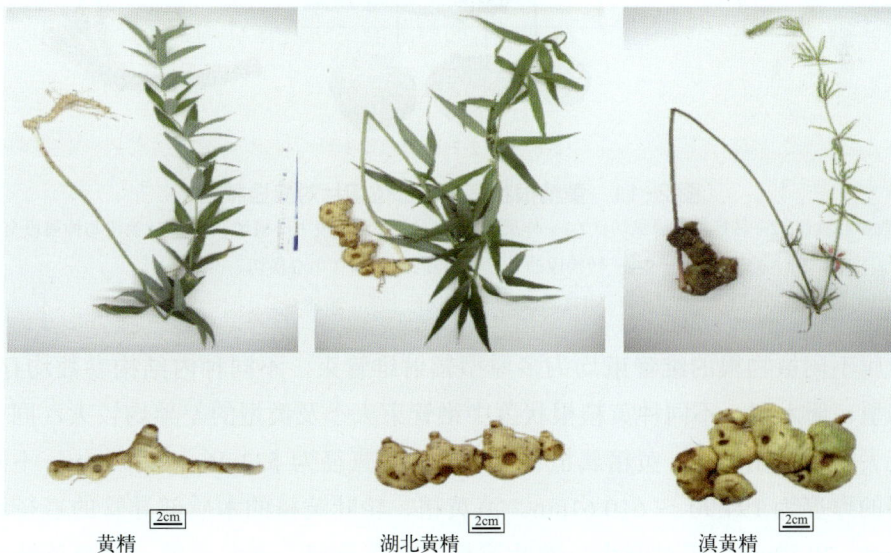

黄精　　　　　　　湖北黄精　　　　　　滇黄精

图 2-10　常见黄精形态特征对比

引自刘校．安徽中医药大学，2018.

一、植株特征

随海拔升高，黄精植株增高，叶片变窄，但每轮的叶片数增加，开花轮数增加，增强光合作用，积累更多的营养物质，从而导致根状茎增粗。当黄精进入生殖生长阶段，光强越强则导致坐果率降低，呈现出负相关。因此，黄精的自然生长常出现在低海拔的落叶阔叶林缘。早春，黄精茎苗营养生长，可以在未展叶的林缘获得充足的阳光，进入生殖生长时会从长出树叶的间隙中获得散射光。随海拔增高，太阳的折射角度减小，光照时间减少，黄精可以长在没有树林遮挡的草地上，保证坐果率。

二、根结构

黄精属植物的根包括表皮、皮层、维管柱 3 部分。表皮细胞排列紧密，为 1 层大小不一的方形细胞，部分区域有角质化现象。外皮层也由 1 层细胞组成，细胞较小而排列紧密；中皮层有多层，层数不定，由薄壁细胞组成，细胞大且排列疏松；内皮层为 1 层，为单子叶植物典型的马蹄形加厚状。维管柱是指内皮层以内的部分，由中柱鞘、维管束和薄壁细胞这 3 个部分组成。图 2-11 为黄精根状茎不同部位切片对应显微图。

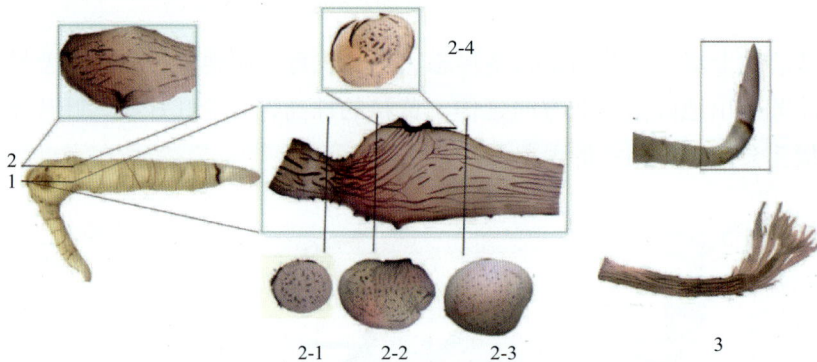

图 2-11　黄精根状茎不同部位切片对应显微图

1—转换段中心纵切；2—转换段边缘纵切（2-1—伸展段横切、2-2—转换段中心横切、2-3—转换段与伸展段交界横切、

2-4—转换段的上部平切）；3—过新芽中心横切

引自刘校.安徽中医药大学，2018.

黄精属不同植物根的维管束均为多原型辐射维管束，不同种内结构参数均存在差异，多为外韧型、周木型。不同种黄精根状茎中维管束大小及类型的差异均较大，同一种黄精的维管束大小也存在差异。黄精属植物根的横切面直径为 533.46 ～ 1772μm。不同品种黄精根皮层的厚度为 194.90 ～ 610.61μm。滇黄精、轮叶黄精的木质部导管的直径均值分别为 21.17μm、20.12μm，相对偏小。卷叶黄精、多花黄精、湖北黄精、长梗黄精的导管分布均较分散，且其数量均较多，其后生木质部导管直径为 45.63 ～ 52.63μm。滇黄精维管

束的辐射型特征最为明显，其导管较小但数量较多，而轮叶黄精的导管小且数量均较少。图 2-12 为大别山 6 种黄精根的横切面结构图。

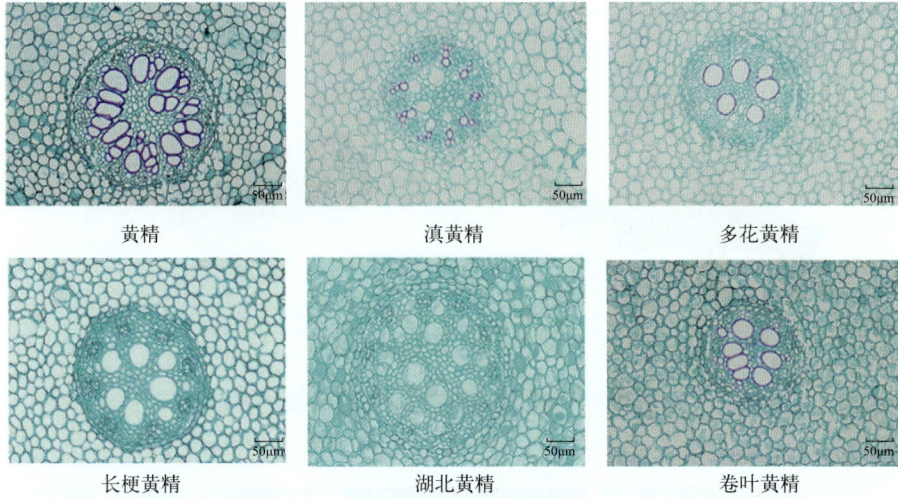

黄精   滇黄精   多花黄精

长梗黄精   湖北黄精   卷叶黄精

图 2-12   大别山 6 种黄精根的横切面结构

引自经济林研究，2023，41（2）：214-222.

三、根状茎结构

1. 形态结构和发育

黄精根状茎为圆柱状。滇黄精根状茎为近圆柱形或近连珠状。多花黄精根状茎常为连珠状或者结节成块，稀近圆柱形。玉竹根状茎为圆柱形。黄精、滇黄精、玉竹、多花黄精根状茎的形成同地上部分生长密切相关，不同阶段黄精生长部位的形态也不同。每年都会长出形态相同的一段，定义为年生长区（一年内黄精地下根状茎生长的全部节段）。年生长区由膨大部分与向前延伸部分两部分组成，根据生长特性与功能命名为"转换段"和"伸展段"（图 2-13）。黄精根状茎的生长分为三个阶段，生长阶段分别与植物黄精地上植物的生长对应。

（1）转换段生长

3 月下旬～5 月初，黄精根状茎形成膨大结节的"转换段"，这一阶段的生长称为转换段生长。黄精从 3 月下旬开始萌芽出土，此时转换段被鳞芽包裹，未膨大，该部位长约 0.9～1.1cm，直径为 0.6～（0.8）～1.0cm。到 4 月下旬，黄精处于始花期阶段，此时转换段开始膨大，转换段长约 1.4～1.5cm，直径为 0.9～（1.0）～1.2cm，近一个月时间内黄精根状茎转换段部位膨大不明显。5 月初，花期结束，根状茎大幅度膨大，转换段长 1.9～2.3cm，直径为 2.0～（2.2）～2.3cm，花期是黄精根状茎转换段的快速生长期（图 2-14）。

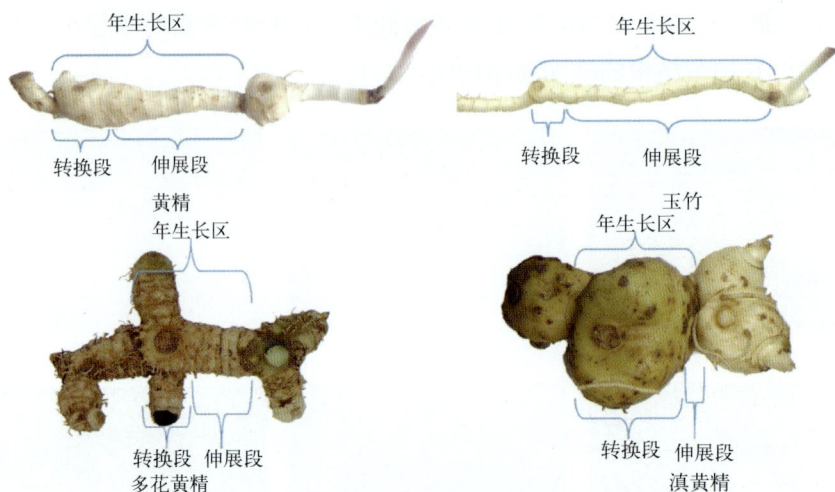

图 2-13　黄精属根状茎年生长区与分段

引自刘校 . 安徽中医药大学，2018.

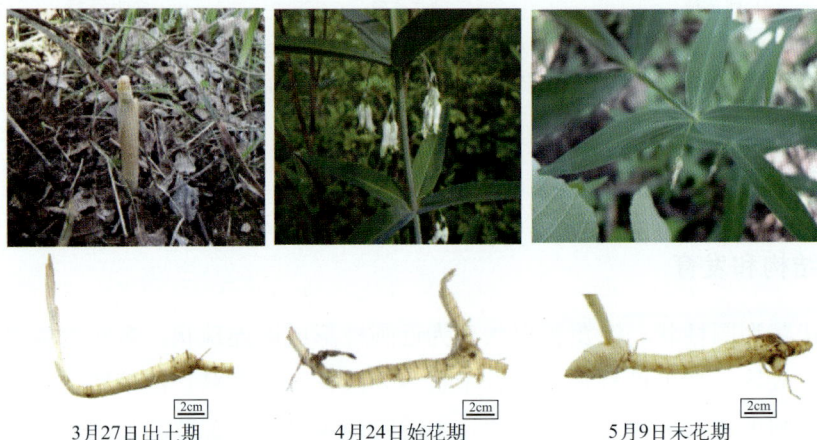

3月27日出土期　　4月24日始花期　　5月9日末花期

图 2-14　黄精根状茎转换段的生长

引自刘校 . 安徽中医药大学，2018.

（2）伸展段生长

5月上旬～8月下旬为果期，地上植株开始枯萎，黄精根状茎前端出现新芽，新芽向前生长形成"伸展段"，这一阶段的生长称为伸展段生长。5月初～6月下旬为伸展段的快速生长期，仅45d伸展段增加5～6节，伸展段长增加4cm左右。6月下旬～8月下旬的两个月，伸展段增加4节，长增加2.3cm。5月初根状茎膨大结节的前端出现1～2节长0.5cm左右的"伸展段"。6月下旬，"伸展段"已经长出6～7节，长4.1～（4.5）～4.8cm。7月下旬，"伸展段"已经长出8～9节，长5.6～（6）～6.4cm。8月下旬，"伸展段"已经长出9～11节，长6.3～（6.8）～7.3cm。9月下旬、10月下旬、11月下旬黄精根状茎伸展段节数在10～11节之间，并未增加，伸展段长度平均每月增长0.2cm（图2-15）。

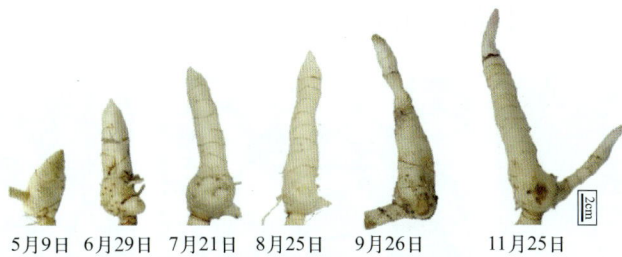

5月9日 6月29日 7月21日 8月25日 9月26日 11月25日

图2-15 黄精根状茎伸展段的生长

引自刘校. 安徽中医药大学, 2018.

（3）鳞芽生长

根状茎的鳞芽生长集中在8月下旬至翌年3月下旬，这一阶段称为鳞芽生长。鳞叶对黄精起到保护作用。8月下旬开始，黄精根状茎新芽开始向上生长变大，新芽仍平行于地面，鳞芽直径约1cm，芽较小，长为0.9～（1.0）～1.1cm。9月下旬，鳞芽开始向上生长，芽长1.3～（1.4）～1.5cm。10月下旬，鳞芽与地面垂直，呈垂直向上生长。自10月下旬至翌年2月上旬，鳞芽长近增加1.7cm。2月上旬至3月下旬为鳞芽快速生长阶段，鳞芽长9.42～（9.9）～10.33cm，3月下旬黄精出土（图2-16）。

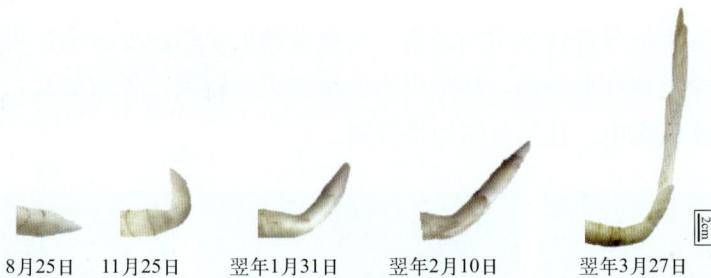

8月25日   11月25日   翌年1月31日   翌年2月10日   翌年3月27日

图2-16 黄精鳞芽生长

引自刘校. 安徽中医药大学, 2018.

2. 显微结构

大别山常见6种黄精属植物根状茎的基本解剖学特征存在较大的一致性，均由表皮、基本组织、维管束组成。表皮为根状茎的最外一层，细胞呈长方形，排列整齐而紧密，外常被角质层。黄精的表皮细胞厚度为17.81～29.85μm，各个种之间其厚度差异不大。表皮以内的十几层细胞中均无维管束的分布，基本组织中有黏液细胞的分布。黏液细胞的特点为细胞直径大、分泌黏液、内常含草酸钙针晶束（图2-17），不同品种黄精黏液细胞的大小、数量和分布均不同。黏液细胞长径为47.27～161.65μm，短径为34.94～133.33μm。黏液细胞形态也有差异，滇黄精、湖北黄精、轮叶黄精、黄精、长梗黄精为近圆形，多花黄精、卷叶黄精均为椭圆形。滇黄精的黏液细胞最多，高达12个，轮叶黄精、湖北黄精的黏液细胞仅有3～4个。维管束散生于基本组织中，不同种黄精属植物的维管束的大小、类型及导管数存在差异。

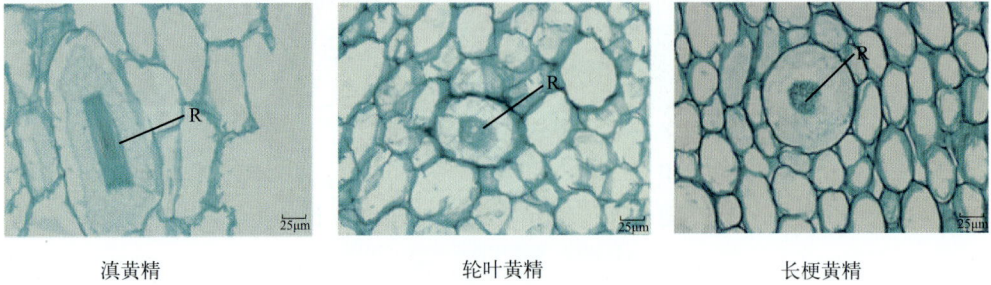

| 滇黄精 | 轮叶黄精 | 长梗黄精 |

图 2-17　黄精属植物根状茎中的草酸钙针晶束

R 为草酸钙针晶束

引自经济林研究，2023，41（2）：214-222.

不同品种黄精的维管束都是由木质部和韧皮部成束排列，是为植物生长提供水分和营养物质的通道。黄精维管束的直径为 73.62 ～ 532.75μm。不同黄精属植物的维管束可以分为外韧型、周木型、既有外韧型又有周木型这 3 个类型。不同品种黄精之间其维管束的大小存在差异，同一种黄精的不同维管束的大小差异也较大（图 2-18）。不同黄精属植物根状茎维管束中导管数量差异明显，周木型维管束的导管数普遍多于外韧型维管束的导管数，且周木型维管束的导管排列更为紧密。长梗黄精根状茎的外围维管束均相对较小且其数量多，围成一个近似环形结构，环形以内的维管束均较大，分布散乱。其余黄精的维管束均散生于其基本组织中，且其分布均不规则。

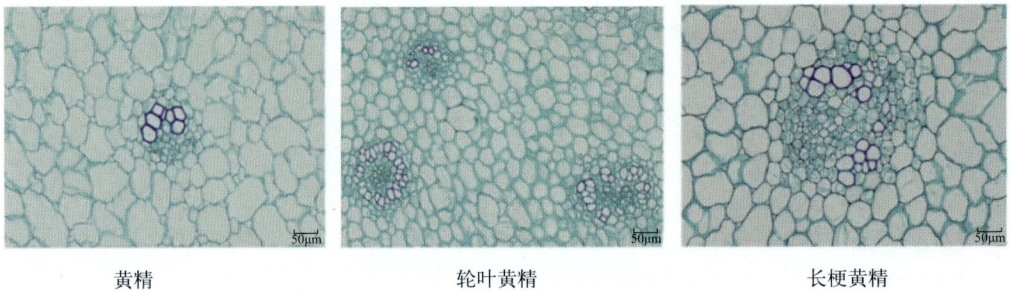

| 黄精 | 轮叶黄精 | 长梗黄精 |

图 2-18　黄精属植物根状茎横切面的维管束结构

引自经济林研究，2023，41（2）：214-222.

四、花粉显微结构

滇黄精的花粉粒大，外形如舟，两端圆钝，极面观为椭圆形或纺锤形，具远极单沟，沟长，沟较深，沟缘整齐，沟膜较清晰，无萌发孔，外壁薄，两层，厚度相等，偶尔外层略厚或内层略厚，两层之间有的具柱状结构，外壁表面具细网状雕纹（图 2-19）。花粉长 68 ～ 70μm，极轴 59 ～ 72μm，赤道轴 23 ～ 31μm。

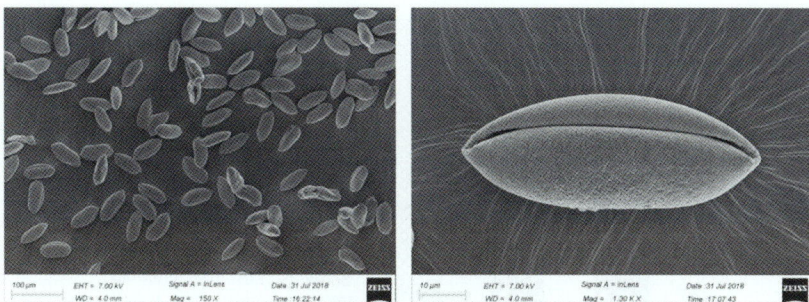

图 2-19　150 倍和 1300 倍电镜下滇黄精的花粉形态

引自西南农业学报，2019，32（6）：1236-1240.

第 3 节　黄精内生细菌分析

采用高通量测序技术，对滇黄精、多花黄精、黄精根茎内生细菌 16S rRNA 基因进行测定，内生细菌资源丰富，共获得 179 个运算分类单元（OTUs）。滇黄精（DHJ）、多花黄精（DHHJ）、黄精（JTHJ）种间内生细菌差异明显，分别有 74、178、18 个 OTUs。3 种黄精共有的 OTUs 为 16 个，占比 8.93%。获得的 OTUs 可归属于 11 门、14 纲、38 目、52 科、87 属、79 种。3 种黄精根茎内生细菌在门、纲、目、科和属等分类单元上的数量明显不同，整体表现为多花黄精＞滇黄精＞黄精。

在门水平上，3 种黄精根茎的内生细菌可划分为 11 个门（图 2-20）：变形菌门（Proteobacteria）、蓝藻门（Cyanobacteria）、放线菌门（Acidobacteriota）、拟杆菌门（Bacteroidota）、疣微菌门（Verrucomicrobiota）、厚壁菌门（Firmicutes）、浮霉菌门（Planctomycetota）、髌骨细菌门（Patescibacteria）、黏球菌门（Myxococcota）、Dependentiae 和酸杆菌门（Actinobacteriota）。在多花黄精、滇黄精和鸡头黄精（黄精的习称）根茎内分别获得 11、6、3 个门的细菌种类，3 种黄精的优势菌门略有不同。变形菌门（Proteobacteria）为多花黄精、黄精内生细菌优势菌门，相对丰度分别为 72.95% 和 99.98%。蓝藻门（Cyanobacteria）为滇黄精内生细菌的优势菌门，相对丰度为 83.04%。

在属水平上，3 种黄精中发现的前 10 个优势属为：克雷伯菌属（Klebsiella）、代尔夫特菌属（Delftia）、肠杆菌属（Enterobacter）、异根瘤菌属（Allorhizobium）、泛菌属（Pantoea）、中慢生根瘤菌属（Mesorhizobium）、类节杆菌属（Paenarthrobacter）、微杆菌属（Microbacterium）。不同黄精根茎内生细菌的属种类差异较大，在多花黄精、滇黄精、黄精根茎内分别获得了 79、37、10 个细菌属种类。克雷伯菌属（Klebsiella）为多花黄精内生细菌的最优势细菌属，相对丰度为 19.68%。代尔夫特菌属（Delftia）为滇黄精的最优势细菌属，相对丰度高达 83.83%（图 2-21）。

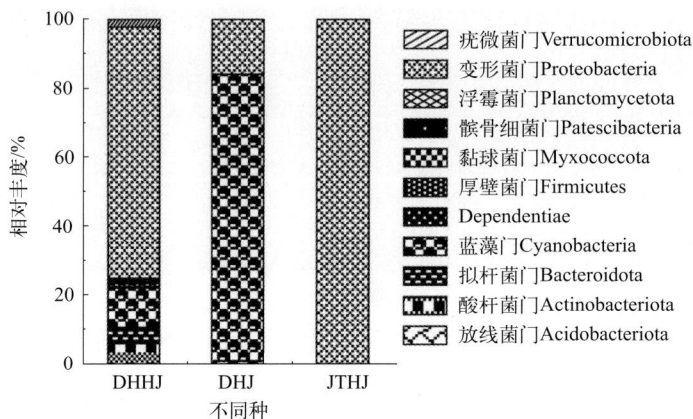

图 2-20　多花黄精、滇黄精、黄精内生细菌在门水平上的相对丰度

引自昆明学院学报，2024，46（3）：108-115.

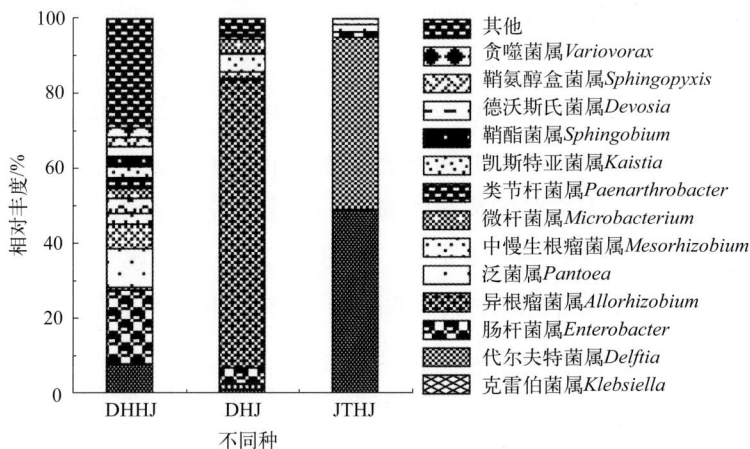

图 2-21　多花黄精、滇黄精、黄精内生细菌在属水平上的相对丰度

引自昆明学院学报，2024，46（3）：108-115.

　　功能预测分析表明，滇黄精、多花黄精、黄精根茎内生细菌功能略有不同，丰度较高的菌群功能主要与新陈代谢相关。使用京都基因和基因组数据库（KEGG）对多花黄精、滇黄精和鸡头黄精根茎内生细菌基因功能进行注释，共获得 370 个 KEGG 代谢通路，主要是新陈代谢、遗传信息处理、环境信息处理、细胞过程、人类疾病、生物体系统。在 3 种黄精中，与新陈代谢通路相关的基因数量均最多，相对丰度为 74.25% ～ 77.09%。滇黄精在新陈代谢、遗传信息处理、生物体系统通路上的相对丰度最高。鸡头黄精在环境信息处理、细胞过程和人类疾病通路上的相对丰度最高。多花黄精在 6 个通路上的相对丰度均介于二者之间。

　　对 3 种黄精根茎的内生细菌进行功能预测，共获得 22 个 COG 功能分组，相对丰度随种的不同而不同，占比前 5 的细菌功能分别为"氨基酸的运输和代谢""能量的产生和转换""翻译，核糖体结构和生物合成""碳水化合物转运和代谢""无机离子转运和代谢"。

其中，具有"氨基酸的运输和代谢"功能的细菌在 3 种黄精中占比均最高，相对丰度最高在 9.89% ～ 11.27% 之间。除该功能外，不同种黄精占比其次的细菌功能明显不同，多花黄精为"能量的产生和转换"功能，鸡头黄精为"碳水化合物转运和代谢"功能，滇黄精为"翻译，核糖体结构和生物合成"功能（图 2-22）。

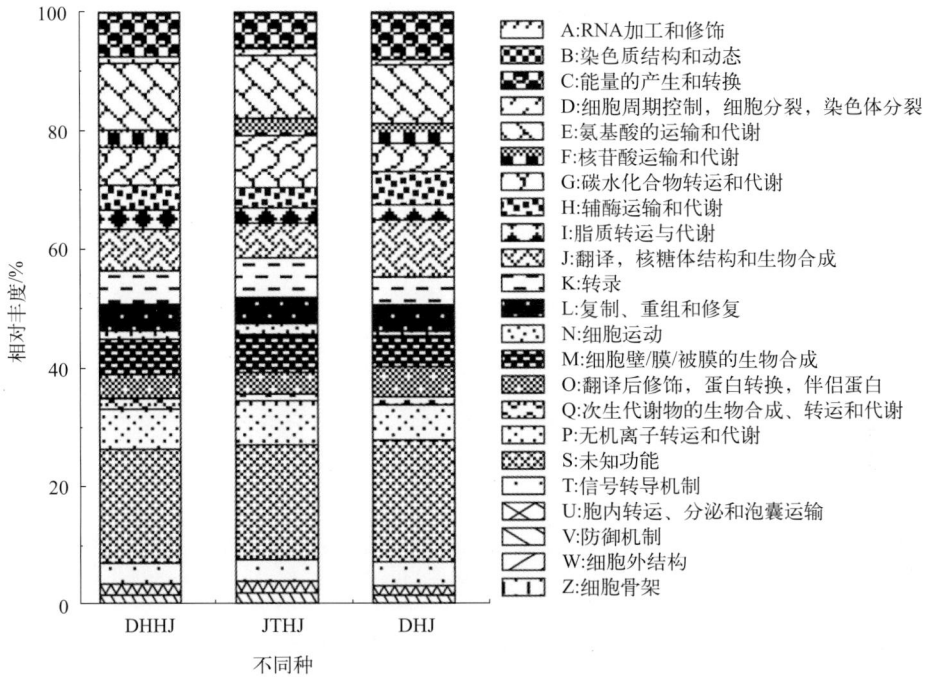

图 2-22　三种黄精根茎内生细菌的 COG 功能分类统计

引自昆明学院学报，2024，46（3）：108-115.

第 3 章

黄精的良种繁育

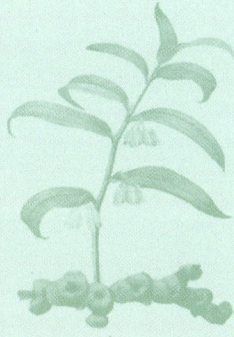

药食同源的黄精属（*Polygonatum* Mill.）植物喜潮湿环境，常生长于含腐殖质土的山野或林下，耐阴，耐寒。在大健康背景下，黄精产业飞速发展，但黄精传统上仍然利用根茎或种子繁殖。根茎繁殖需要消耗大量的药材资源，具有种性退化问题。种子繁殖育苗周期长、优质种苗供给已经成为产业发展的瓶颈问题。新的组织培养技术应运而生，以满足黄精种苗工厂化生产的要求。

第 1 节　根状茎繁殖

根状茎繁殖是黄精最传统的繁殖方法，相比种子育苗，具有周期短、生长快、产量高等特点。一般在每年 9 月至翌年 3 月，刨出根状茎，选择先端幼嫩的部分，最好选择具有顶芽的根茎（图 3-1）。

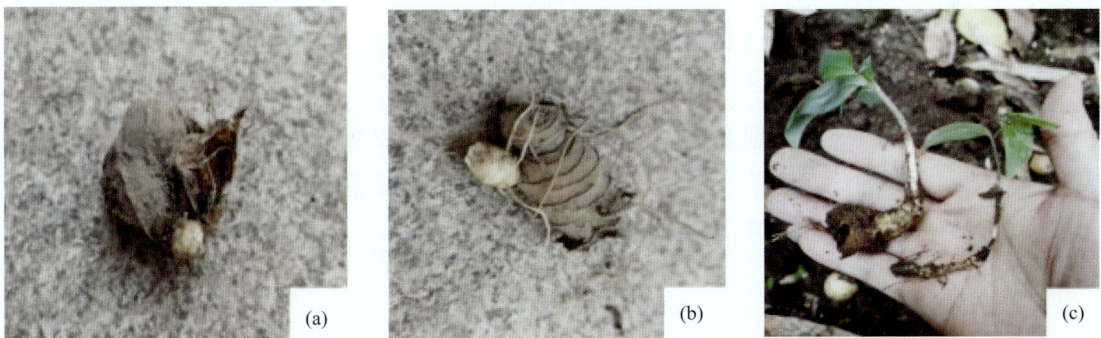

图 3-1　切块根茎发芽（a）、生根（b）和长出幼苗（c）
引自浙江林业科技，2024，44（2）：63-67.

一、根茎处理

研究发现具有顶芽的根茎栽植后出苗早而齐，苗高大，能正常现蕾、开花和结实，根茎生长快，产量高。将根状茎截成数段，每段有 2 ～ 4 节；用只有 1 节的根茎段做种栽，由于有机物积累较少，出苗率、产量降低；2 节与 3 节的种栽生长及产量无明显差别。生产上常将根茎截成 2 节一段，可提高产量及效益。将伤口稍加晾干。

二、苗床准备

选择疏松透气的砂壤土或含腐殖质较多的壤土，一般在排灌方便、背风、遮阳率60%

的地块进行育苗，每亩施加 500～1000kg 的草木灰或腐殖质，整成宽 120cm 的高畦，呈现中间高四周低的状态。

三、育苗

按根茎间隔 3～4cm 均匀置于畦面，覆盖一层约 5cm 的砂壤土或腐殖土，再覆盖一层松针。出苗前保持通风及充足的光照，出苗后搭遮阳棚（60% 遮阳率），保持土壤湿润，切勿积水。出苗 1 个月后，间隔 25～30d 追肥 2～3 次，追肥浓度不宜过高，避免发生肥害。

四、日常管理

黑斑病为黄精的主要病害，病原为一种真菌，危害叶片，发病初期，叶片从叶尖出现不规则黄褐色斑，病、健交界处有紫红色边缘，此后病斑逐渐向下蔓延，导致病部叶片枯黄，可在发病前或发病初期喷 1：1：100 倍波尔多液或 50% 退菌特 1000 倍液，每隔 7～10d 喷一次，连喷 3～4 次。

黄精春秋季高发蛴螬及地老虎，蛴螬以其幼虫为害，咬断幼苗或咀食苗根，造成断苗或根部空洞。地老虎危害幼苗及根状茎，可采用 10% 二嗪磷颗粒剂和 5% 毒死蜱颗粒剂兑干细土，拌匀撒施土中，也可用黑光灯诱杀成虫。

第 2 节　种子繁殖

一、黄精种子的休眠特性

种子休眠是指一个完整的有活力的种子由于休眠在适宜条件下仍无法萌发的一种生理现象，是植物为了度过不良环境而演化出的一种适应机制，主要分为两大类型：①内源性休眠，即胚休眠，如胚的形态发育不完全，生理上未成熟，胚的生理性休眠主要原因是抑制剂［主要是脱落酸（ABA）］浓度过高，而促进剂（如赤霉素 GA3、细胞分裂素 CTK、生长素 IAA）浓度过低所致，大多数胚性休眠是形态和生理后熟并存的；②外源性休眠，即种壳休眠，如种皮、胚乳、果皮等的限制，包括种壳的机械阻碍、不透水性、不透气性等，采用物理、化学方法破坏种皮或去除种壳即可解除休眠。

黄精种子的休眠则是由种胚发育状况、种子结构、内源抑制物等多种因素综合导致的。黄精种子属于淀粉性种子，在层积储藏过程中可溶性蛋白质含量增加，淀粉、可溶性糖、粗脂肪含量及淀粉酶活性下降，构建自身种子形态，为种子萌发做准备。黄精的种子繁殖可有效克服传统根茎繁殖成本高、种质易退化的缺点。但黄精种子具有休眠特性，自然条件下萌发率低，出苗期长，要经历2个冬季休眠后才能长出1片真叶，从播种到成苗大约需要4～5年。探究黄精种子休眠的特性，打破黄精种子休眠，促进种子萌发对于黄精的有性繁殖具有重要意义。

研究发现，刚采摘的黄精种子可通过层积处理、激素处理完成形态、生理后熟，进而解除休眠，且在整个层积处理过程中，20～40d是黄精种子打破休眠的关键时期。黄精的种皮细胞有部分为木质化的细胞且胚乳结构较致密，导致种子通透性差，影响物质的共质体运输，延长休眠期，采用温水浸泡可快速软化组织，加速代谢，分解抑制物质，提高萌发率，在25～40℃范围内，随着温度的升高，发芽率呈现逐渐提升的趋势，40℃时达到顶峰。在浸种0～30h范围内，随着时间延长，发芽率逐渐提升，因此40℃温水浸种24～30h可有效促进黄精种子萌发。层积处理也可促进胚形态发育成熟，研究表明黄精种子经过不同储藏方式处理后，其主要的发芽特性发生改变，低温沙藏和冷冻沙藏的发芽率、发芽势和发芽指数较高，分别可达到95.6%～98.4%、42.2%～46.0%、66.3%～70.2%。种子经低温沙藏和冷冻沙藏处理后，种内水分得到有效保留，有利于种胚后熟发育，提高种子活力，缩短发芽时间（达50%发芽的天数比室温干藏和冷冻储藏处理的天数要少16～19d），生产上建议通过发酵后清洗得到种子进行室外沙藏（去果皮室外沙藏）破眠效果以达到最好，户外沙藏150d后的黄精种子发芽率可达85.3%。

外源施加激素或化学物质可启动植物体内特定的信号转导途径，激活相关基因的表达，改变种子内萌发促进物和抑制物的相对水平，从而解除休眠。赤霉素（GA）、乙烯、6-苄基腺嘌呤（6-BA）、水杨酸都可打破黄精种子休眠。研究表明，使用300mg/L乙烯供体乙烯利（ETH）、500mg/L的NO供体硝普钠（SNP）处理24h，可显著提高黄精种子的发芽率。以200mg/L GA3处理24h也可打破黄精种子休眠，发芽率达70%。而200mg/L 6-BA处理12h出苗率可达90%。除此以外，超声波处理20min也可使黄精种子破除休眠。在各种破眠技术中，层积处理是最常用且效果最好的方式，实际生产中通常会结合多种处理方式来提升黄精种子的发芽率。

黄精种子萌发时由子叶伸长过程中产生的机械力和种孔端胚乳降解完成共同突破胚乳和种皮，靠近种孔的部分分化出胚根、胚轴、胚芽，初生根茎当年休眠，不形成地上部分，第二年在适宜的条件下发育出第一片真叶。

二、种子繁育技术

1. 种子选择和预处理

黄精种子采收应选择母株健壮、无病虫害、果实饱满的种子，采收标准为当浆果从绿色转为墨绿色或黑色成熟时，过早采收影响发芽率，过迟则种子自然散落。将采收的黄精果实置于通气环境下堆沤 7 ~ 10d，装进袋中或加入约 1/3 体积细沙揉搓，去除果皮和果肉，去除细沙和杂质，滤净水分子。播种前进行低温湿沙储藏，按种子和细沙土 1：3 的比例进行一层沙、一层种子的沙藏处理，湿度以手握之成团，落地即散，指尖不滴水为度，沙藏地应选择阴凉避风处，或在背阴处深 40cm、宽 30cm 坑内进行，沙藏过程中中央插高秸秆利于通气，用细沙覆盖，经常检查，保持沙藏过程中的湿润度，防止失水，同时注意防止鼠害。相比较于干稻草、秕谷，芒萁可作为多花黄精种子育苗的覆盖物，将带皮种子装入透气塑料编织袋中进行室外挖坑贮藏种子育苗效果显著。图 3-2 为种子苗的发育过程。

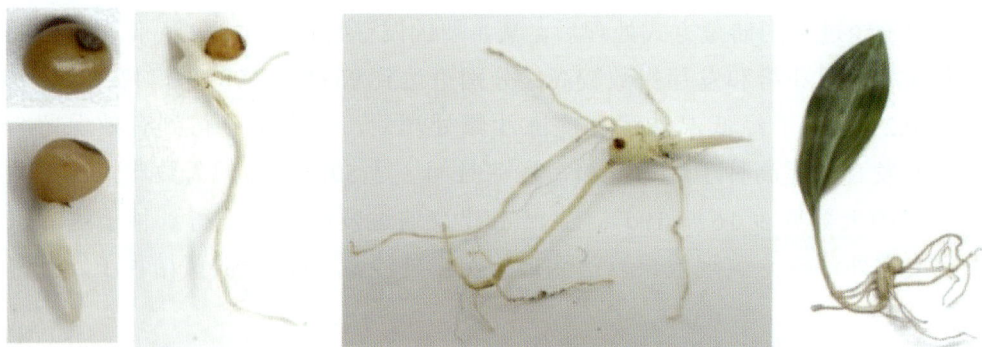

图 3-2　种子苗的发育过程

引自刘校. 安徽中医药大学，2018.

2. 育种

选择排灌方便、背风、遮阳率 60% 的地块进行育种，以疏松透气的砂壤土或含腐殖质较多的壤土进行育苗。根据生产实际情况，按每亩❶施 500 ~ 1000kg 的量施加草木灰或充分腐熟有机质，翻挖深度为 20cm 的表层土，依地势和水湿情况做宽约 120cm 的平畦或高畦。翌年 3 月天气回暖即可筛出种子进行播种，在畦面上按行距 12 ~ 15cm，深 2 ~ 3cm 横向开沟，将种子以间隔 2 ~ 5cm 的距离撒到畦面浅沟内，用种量每亩约 10kg，用细土覆盖，浇透水，畦面盖松针或树叶，以不露土为宜。苗期管理同根茎繁殖。图 3-3 为不同生长年限的黄精种苗标本。

---

❶　1 亩 ≈（10000/15）m²。

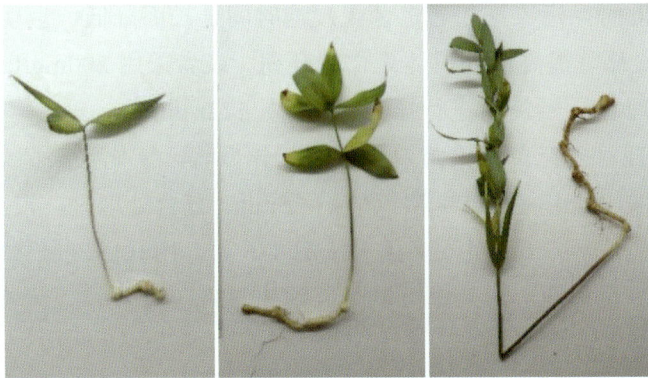

图 3-3　不同生长年限的黄精种苗标本

引自刘校 . 安徽中医药大学，2018.

第 3 节　组织培养繁殖

黄精、滇黄精、多花黄精种植周期长，种子收集难度大，发芽率低，育苗周期长，且种子繁殖的后代性状分化严重。为了得到大量且性状保存一致的种苗，可以采用组织培养技术，对黄精、滇黄精和多花黄精进行种苗扩繁，以满足种苗工厂化生产的需求。目前，多花黄精、黄精、滇黄精的组织培养技术已相对成熟。

以愈伤组织形成及分化的细胞学为基础，对外植体、基本培养基、植物生长调节剂等关键因子进行优化，建立了工厂化生产组培技术体系。愈伤组织、芽分化、继代培养和生根苗培养的基础培养基加入了蔗糖 20g/L、琼脂 5g/L，pH 值 5.8 ～ 6.8。培养环境温度 25℃ ±2℃，光照培养强度为 2000 ～ 3000lx，光照时间每天 10 ～ 16h。

一、外植体消毒

1. 外植体选择

在 3 ～ 4 月份选择当年生、生长健壮、无病虫害的多花黄精、滇黄精、黄精植株，采集幼嫩茎段、叶片、根尖、块茎、种子为初始外植体。块茎用水刷洗干净，去掉叶片和根系，切下根状茎上的芽，切取顶芽 2 ～ 3cm。

2. 浸泡消毒

用毛刷刷洗其表面的泥土，使用去污粉清洗 3 遍，去污粉浸泡 30min，用流水冲洗 30min。经 1‰多菌灵溶液浸泡，可以降低污染率，不同浸泡时间对根茎污染率影响显著：

浸泡时间为 0 ～ 48h 时，污染率随着多菌灵浸泡时间延长而降低，呈现负相关；浸泡时间超过 48h，污染率又显著提高，外植体死亡率升高。或者采用 200mg/L 羧苄西林钠或头孢唑林钠进行浸泡处理 5h，浸泡时进行振荡（26℃，112r/min）。

不同消毒剂处理对多花黄精灭菌效果影响差异显著，氯化汞灭菌效果好于次氯酸钠。采用 0.15% 氯化汞（10min）和 2.5% 次氯酸钠（5min）复合处理时，根茎污染率明显降低。实验后优化得出最佳消毒方式为 1‰多菌灵浸泡 48h 后，用 0.15% 氯化汞（10min）和 2.5% 次氯酸钠（5min）复合处理，污染率可以降低到 29.33%。

3. 深度消毒

取出材料后用无菌水清洗 2 次，用 75% 乙醇漂洗 30s，无菌水再清洗 1 次后采用 1g/L 氯化汞灭菌 5min，无菌水再次清洗 3 次。晾干后切成 0.5cm 左右大小，然后接种于培养基上。

或者，将预处理后的根状茎置于超净工作台完成 1cm×1cm 带芽小块的切分，然后用 75% 乙醇浸泡 0.5min，再用无菌水冲洗 1 遍，然后用 0.1% ～ 0.2% $HgCl_2$ 处理（根茎用 0.2% 浓度处理 10min，叶片用 0.1% 浓度处理 6min，种子用 0.1% $HgCl_2$ 消毒 8min），再用无菌水冲洗 3 次。将与 $HgCl_2$ 接触的切面部分切掉，在根状茎下方 1cm 处接种，以 MS 为基本培养基。

二、愈伤组织诱导和芽分化

1. 多花黄精

采用 4.0mg/L 6-BA 及 0.6mg/L 2,4- 二氯苯氧乙酸处理后置于 MS 培养基上诱导初代芽。将初代芽接入不定芽分化培养基中，7d 左右在愈伤组织表面出现黄绿色芽点，20d 左右淡黄色愈伤组织增殖，30d 左右愈伤组织表面出现绿色芽点，40d 左右长出大量不定芽（图 3-4）。

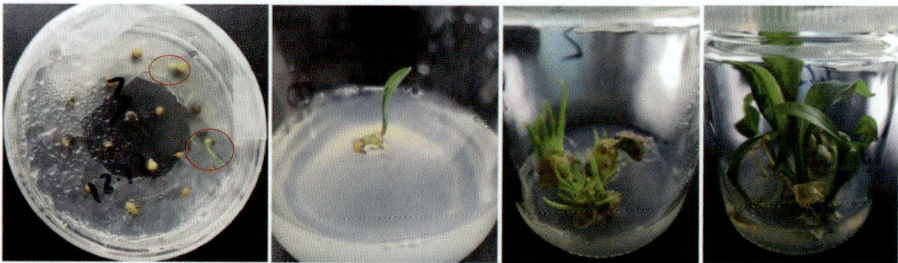

图 3-4　多花黄精种子为外植体的组织培养过程
引自湖南农业科学，2024（5）：7-12.

2. 滇黄精

将无菌外植体切分后接入 MS+ 萘乙酸（NAA）（1.5mg /L）+ 激动素（KT）（1.5mg/L）培养基中，约 15d 后有启动愈伤组织分化的迹象。培养 25d 左右，根茎芽周围开始冒出新芽，但生长势较弱，有效芽比较少。培养 35d 左右，根茎芽周围有大量新芽冒出，且生长势增强，有效芽增多。培养 45d 左右，新生芽的数量达到最大值，且其生长势最强，有效芽的数目趋于稳定。培养 55d 左右，新生芽的生长趋势开始下降，有效芽的数目趋于稳定，芽体有变黄迹象。

3. 黄精

将黄精根茎外植体接种在 MS+6-BA+2,4- 二氯苯氧乙酸 +NAA 的培养基上，于 25℃条件下培养，先在遮光条件下培养 2d，后于光照下（16h、光照度 1200lx）培养，重复 3次。培养 10d 左右，原生芽眼周围会出现淡白绿色的萌芽点。培养 20d，伤口处会形成颗粒状的愈伤组织。以 6- BA（2.0mg/L）+2,4- 二氯苯氧乙酸（1.0mg/L）+ NAA（0.5mg/L）为愈伤组织配比诱导率最高，诱导率为 42.00%（图 3-5）。

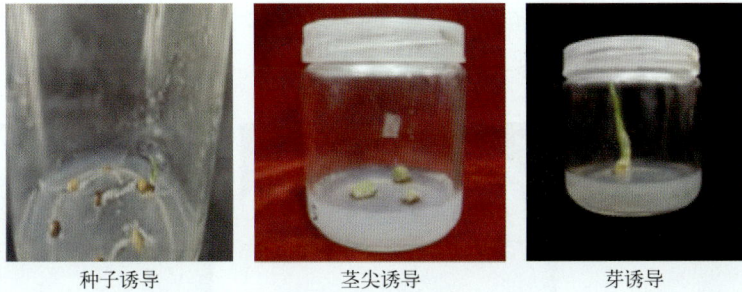

图 3-5　黄精不同外植体诱导愈伤组织
引自现代园艺，2023，46（13）：1-3.

消毒完成后的叶片去除叶缘，切成 5mm×5mm 小片，置于 MS+ 6-BA+2,4- 二氯苯氧乙酸 +NAA 的培养基上，于 25℃条件下培养，先在遮光条件下培养 2d，后 16h 光照、1200lx 光强条件下培养，重复 3 次。6-BA（0.50mg/L）+2,4- 二氯苯氧乙酸（1.50mg/L）+NAA（0.50mg/L）为黄精叶片愈伤组织诱导率最高配比，诱导率为 40.00%。接种 10d 左右，叶片出现卷曲，叶片切口位置呈淡黄色居多。持续培养 16d，在叶片切口位置出现愈伤组织。

黄精的种子有休眠期，从接种到萌芽共需 110d。打破种子休眠的方法为 40℃水浴 2h，40kHz 超声 20min，150.0mg/L 的 GA3 处理 12h。以 6-BA（4mg/L）+GA3（0.5mg/L）+NAA（0.25mg/L）为愈伤种子萌芽率最高配比，萌芽率为 20.00%。在接种 80d 左右时，培养基内种子逐步呈现小球茎，继续培养 30d 左右，小球茎组织生长点出芽。

三、继代培养

1. 多花黄精

将长至 1.5cm 以上的芽切分成每丛 3 ～ 5 个，接种到增殖培养基 MS+6-BA（2.0mg/L）+

NAA（0.1mg/L）上培养。

2. 滇黄精

待愈伤组织或不定芽形成后，将分化的不定芽块茎切成 0.5cm³ 大小的块转接至增殖培养基 MS+6-BA（4.0mg/L）+NAA（0.2mg/L）。连续继代增殖培养可达 7 ～ 8 代，增殖率为 4 ～ 6 倍。继代培养的培养时间为 45 ～ 55d 为宜。

四、生根炼苗培养

1. 多花黄精

取长至 3.0cm 以上的芽切分成三芽一丛接入 1/2 MS+ 吲哚丁酸（IBA）（2.0mg/L）培养基中生根培养。将已生根的丛苗移栽于泥炭 - 蛭石 1∶1 的基质中，浇透水，保持相对湿度 90% ～ 100%，适当遮阴（图 3-6）。

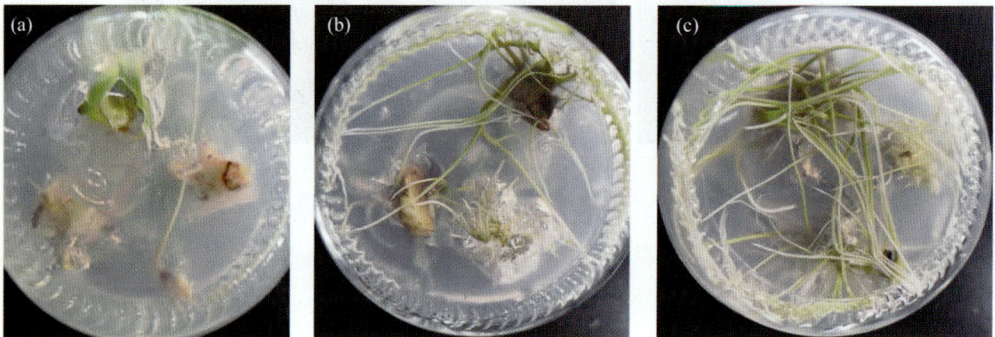

图 3-6　多花黄精的生根初期（a）、中期（b）、后期（c）

2. 滇黄精

将继代增殖培养的组培材料转移至生根培养基 1/2MS+NAA（1.0mg/L）+ 活性炭（0.20g/L）中进行增殖培养，30d 后可以长出根，生根率可达 90%。

五、新生苗移栽

生根 45d 的组培苗，敞开培养瓶炼苗 3d。选择根长大约为 2 ～ 3cm、根数多于 3 的植株，洗净培养基后得到干净组培苗。将干净组培苗移栽于基质（泥炭土∶沙∶珍珠岩 = 2∶2∶1）中，置 18 ～ 20℃温度下，土壤湿度保持 50% ～ 60%。每 1 ～ 2 周喷施 1 次叶面肥，2 个月后培苗成功，成活率可达 90%。

第 4 章

黄精的高效栽培和采收加工

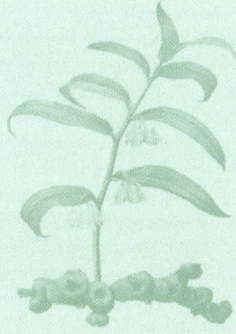

第一章

黄精、滇黄精、多花黄精分布较广，但不同的区域要选择不同的种，应该根据种植地的气候环境特征选择最适宜种：湿度较大、热量充足，但冬季偶尔有一定低温的区域适宜种植多花黄精和黄精；相对干燥、冷凉、海拔 1700m 以上的区域要选择滇黄精。目前滇黄精种子主要看其成熟程度和种子颗粒大小，好的种子果皮是黄色至橙红色，种子脱皮后的新鲜千粒重应在 120g 以上。

大别山区安徽选育出"九臻 1 号"和"九臻 2 号"共 2 个九华黄精良种。林下仿生栽培的 5 年生九华黄精（多花黄精）单位面积块茎干货产量达 2000kg/ hm²。种苗以人工育种苗为例，其块茎苗龄不低于 2 年，块茎直径不低于 1.5cm，单株重量在 3 ~ 4g。种植时间可以为夏季带苗移栽或冬季倒苗后再移栽。

第 1 节　黄精的大田栽培

一、大田选地

选择海拔 700 ~ 3600m、年平均气温为 15 ~ 25℃、地温为 10 ~ 20℃、无霜期 240d 以上、年降雨量在 850 ~ 1200mm、土壤 pH 值为 5.5 ~ 7.2，土质为土壤疏松，富含腐殖质、保湿、利于排水的坡地或缓坡地。

选择地块周边植被丰富、光照充足、热量丰富的区域，最好选择生荒地或前茬为玉米、荞麦等禾谷类作物的坡地，最忌讳前茬种植过茄科作物（辣椒、茄子、烤烟等）或种植蔬菜的熟地。

二、整地

种植前 1 ~ 2 个月先深翻 1 遍。结合整地，施农家肥 2000 ~ 2500kg/ 亩翻入土中作基肥，让太阳曝晒自然消毒杀菌，之后耙细整平作墒，墒宽 1.2 ~ 1.5m，墒与墒之间的沟深度应在 20cm 以上，预防多雨季节积水。如果土质酸性较大，可适当加入草木灰。土壤碱性偏大，可以适当撒入少量生石灰。

三、搭建荫棚（大田种植需要）

在播种或移栽前搭建好遮阴棚。按 4m×4m 打穴栽桩（木桩、水泥桩），桩的长度为 2.5m、直径为 10 ~ 12m，入土的深度为 40 ~ 50cm，用铁丝拴牢。在拉好铁丝的桩子上，铺盖遮阴度为 70% 的遮阳网。待植株倒苗后（11 月中下旬），及时将遮阳网收拢，第二年 2 ～ 3 月份出苗前再把遮阳网展开盖好。

四、播种

1. 野生苗驯化变家种苗

把野生零星的多花黄精苗收集，按照块茎的大小，进行分级处理，栽种时大小分开，并把节数多的块茎进行切块，每个种植材料 2 ～ 3 节，并用草木灰和多菌灵处理伤口，处理完之后，按（20 ～ 25cm）×（25 ～ 30cm）的株行距进行定植移栽。

2. 种子繁殖

（1）种子选择

9 月份后，采集果实。将所采果实置于纱布中，搓去果皮，洗净种子，剔去透明发软的细小种子。留取的种子呈光滑的乳白色，饱满、成熟、无病害、无霉变和无损伤，4℃低温沙藏。

（2）种子处理（保证当年出苗的操作方法：低温催芽）

选好的种子去皮，用 200mg/L GA（85%）浸泡种子 30min。按种子：湿沙（1：10）比例拌匀，再拌入种子量的 0.5% 的多菌灵可湿性粉剂，放置于苗盘中，置于室内进行催芽，温度保持在 18 ～ 22℃，每 15d 检查一次，保持湿度在 30% ～ 40%（用手抓一把沙子紧握能成团，松开后即散开为宜），第二年 1 月便可播种。

（3）种子育苗

种子繁殖则要选择母本纯正、生长整齐、植株较为整齐、无病虫害的植株所繁殖的成熟度一致、饱满成熟种子作为种植材料。采用点播或条播，每亩约需种子 50kg（带果皮和种皮时的鲜重），可有 10 万株苗。

按宽 1.2 ～ 1.4m、墙面高 20cm、沟宽 30cm 整理苗床。苗床整理好后，先铺一层 1cm 左右洗过的河沙，再铺 1 ～ 2cm 筛过的壤土或火烧土。将处理好的种子按 5cm×5cm 的株行距播于做好的苗床上，种子播后覆盖基质（泥炭土：沙子 =1：1），覆土厚约 1.5 ～ 2.0cm，再在墙面上盖一层松针或碎草，厚度以不露土为宜。浇透水，保持湿润。播种后当年 5 月份开始出苗，8 月份苗可出齐。

种子繁育出来的种苗生长缓慢，可以喷施少量磷酸二氢钾，中间特别要注意天干造成的小苗死亡。

3. 切块繁殖（带顶芽切块）

根茎切块繁殖分为带顶芽切块（市场上常用）和不带顶芽切块两种方法。带顶芽部分成活率高，生长量是不带顶芽切段的 1.5 ～ 2.5 倍，当年就可以出苗，甚至开花结果。不带顶芽的切段需要 2 年才形成小苗，分化出来的苗第一年基本上只有 1 片叶子，但能够形成多个芽。

带顶芽切块繁殖的方法：秋冬季倒苗后，采挖健壮、无病虫害根茎，在带顶芽部分根茎的第 2 节处切割，伤口蘸草木灰和多菌灵或将切口晒干，随后按照大田种植的标准栽培，第二年春季便可出苗。

五、种苗移栽

种苗移栽选择芽头饱满、根系发达、无病虫害、无机械损伤的根茎作为种植材料。带苗移栽则要求茎秆健壮、叶色浓绿、无病虫害的植株。图 4-1 为阳生环境下黄精居群中根状茎的生长。

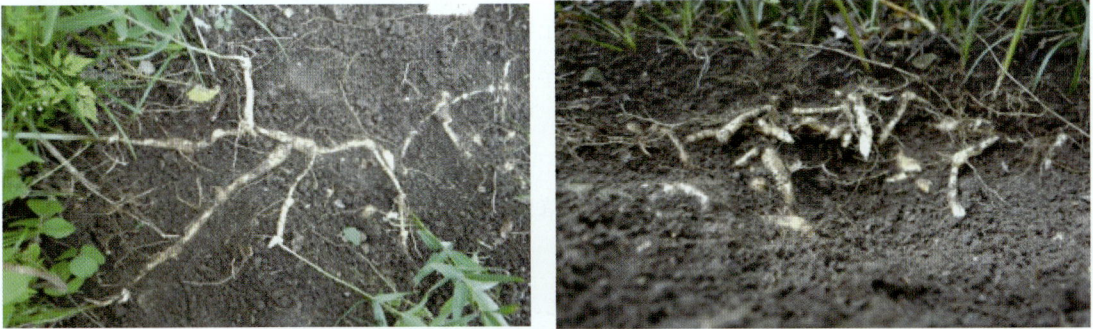

图 4-1　阳生环境下黄精居群中根状茎生长

引自刘校 . 安徽中医药大学，2018.

六、田间管理

1. 水管理

根据土壤湿度及时浇水，使土壤水分保持在 30% ～ 40%。出苗后，有条件的地方可采用浇灌，以增加空气湿度，促进生长。雨季来临前要注意理沟，以保持排水畅通。多雨季节要注意排水，切忌畦面积水。

2. 肥管理

施肥以有机肥为主，辅以复合肥和各种微量元素肥料。有机肥包括充分腐熟的家畜粪便、油枯及草木灰、作物秸秆等，禁止施用未经处理的人粪尿。有机肥在施用前应堆沤 3 个月以上（可拌过磷酸钙），以充分腐熟。

追肥每亩每次 1500kg，于 5 月中旬和 8 月下旬各追施 1 次。在施用有机肥的同时，应根据生长情况配合施用氮、磷、钾肥（1∶0.5∶1）。施肥采用撒施或兑水浇施，施肥后应浇 1 次水或在下雨前追施。

在其生长旺盛期（7～8月），可进行叶面施肥促进植株生长，用 0.2% 磷酸二氢钾喷施，每 15d 喷 1 次，共 3 次。

3. 中耕除草

根系较浅，9～10 月前后是地下茎生长初期，应用小锄轻轻中耕，不能过深，以免伤害地下茎。第 2 年以后宜人工除草，严禁使用化学除草剂。

中耕除草时要结合培土，避免根状茎外露吹风或见光，或在冬季发生冻害，中耕除草时可以结合施用冬肥。2～3 月苗逐渐长出，发现杂草要及时拔除。

4. 摘花疏果及封顶

花果期持续时间较长，并且每一茎枝节腋生多朵伞形花序和果实，致使消耗大量的营养成分，影响根茎生长。因此，需要及时在花蕾形成前将花芽摘去，同时把植株顶部嫩尖切除，只保留 1～1.5m 的植株高度，以促进养分集中转移到收获物根茎部，利于产量提高。

5. 防冻

气温较低时，在苗周盖上薄层农家肥和草以防霜冻，并避免下午浇水，地块干燥适宜在上午 10 点～下午 2 点进行。

图 4-2 为阳生环境下植物黄精的物候变化。

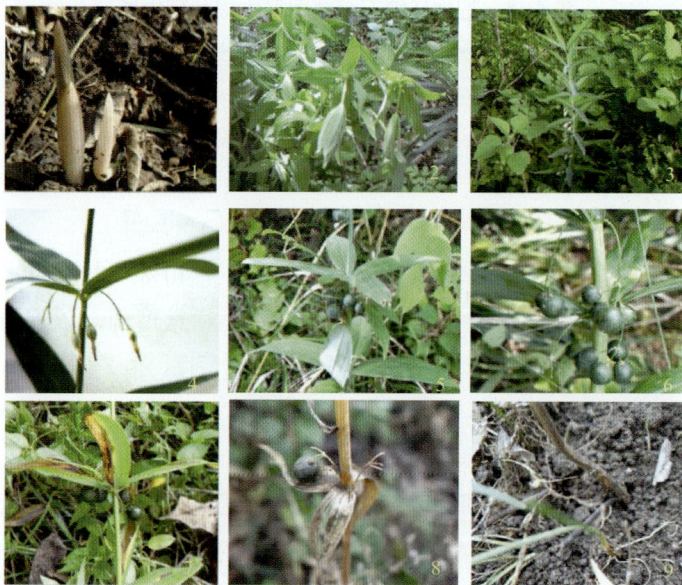

图 4-2　阳生环境下植物黄精物候变化

1～9 分别指 2017-03-27、2017-04-17、2017-04-24、2017-05-09、2017-06-29、2017-07-21、2017-08-05、2017-09-26、2017-10-25 期间黄精的物候特征

引自刘校 . 安徽中医药大学，2018.

七、采收

采收期为 11 月至翌年 1 月，采挖前将地上的枯萎枝条和杂草清除，集中运出种植地，采挖时可根据茎痕判断地下块茎的位置，挖的深度大于 20cm，挖出块茎后剥离泥土，避免损伤根茎，顶芽部分切下留作种苗，其余部分洗净干燥，有效保持药用成分，便于贮藏和运输，否则容易变空或者霉烂。

第 2 节 林下黄精种植

在杉木林、竹林、华山松、旱冬瓜林、核桃树、梨树、蜂糖梨树、油茶树等林下套种，构建黄精生态复合种植模式（图 4-3）。既可以充分利用土地以及药材生长时的有效空间来满足各种植物的生长需要，又可充分利用同季节各种植物对土壤养分和阳光、温湿度要求的差异，较大幅度提高药材种植的经济效益和社会效益。药材是浅根系植物，只吸收表层的养分和水分。深浅结合互不影响，有利于地上套种的药材充分吸收上层的养分和水分，更快地生长。林下套种或者林果套种可增加经济效益。因此，应该不断探索土壤改良、光照调节、水分管理、良种选育、病虫害防治等关键技术，最大限度地优化经济林与黄精的生长环境。

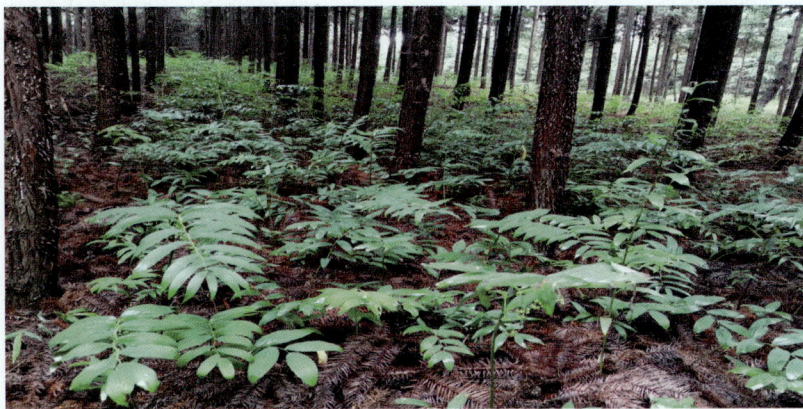

图 4-3 杉木林下的黄精

引自生命世界，2023（2）：36-39.

一、选地

可以选择果树、竹林、华山松、杉木林、旱冬瓜林、常绿阔叶林、落叶阔叶林等蔽荫度在 50%～70%、保水的砂质或腐殖质层深厚的林下。所选林地的海拔高度为700～3600m，降雨量为700～1200mm，年均温度为15～25℃。

二、整地

种植前 1～2 个月先深翻 1 遍。结合整地，施农家肥2000～2500kg/亩翻入土中作基肥，让太阳曝晒自然消毒杀菌，之后耙细整平作墒，墒宽1.2～1.5m，墒与墒之间的沟深度应在20cm以上，预防多雨季节积水。如果土质酸性较大，可适当加入草木灰。土壤碱性偏大，可以适当撒入少量生石灰。

三、播种

1. 野生苗驯化变家种苗

把野生零星的多花黄精苗收集，按照块茎的大小，进行分级处理，栽种时大小分开，并把节数多的块茎进行切块，每个种植材料2～3节，并用草木灰和多菌灵处理伤口，处理完之后，按（20～25cm）×（25～30cm）的株行距进行定植移栽。

2. 种子繁殖

（1）种子选择

9月份后，采集果实。将所采果实置于纱布中，搓去果皮，洗净种子，剔去透明发软的细小种子。留取的种子呈光滑的乳白色，饱满、成熟、无病害、无霉变和无损伤，4℃低温沙藏。

（2）种子处理（保证当年出苗的操作方法：低温催芽）

选好的种子去皮，用200mg/L GA（85%）浸泡种子30min。按种子：湿沙（1：10）比例拌匀，再拌入种子量的0.5%的多菌灵可湿性粉剂，放置于苗盘中，置于室内进行催芽，温度保持在18～22℃，每15d检查一次，保持湿度在30%～40%（用手抓一把沙子紧握能成团，松开后即散开为宜），第二年1月便可播种。

（3）种子育苗

采用点播或条播，每亩约需种子50kg（带果皮和种皮时的鲜重），可有10万株苗。

按宽1.2～1.4m、墒面高20cm、沟宽30cm整理苗床。苗床整理好后，先铺一层1cm左右洗过的河沙，再铺1～2cm筛过的壤土或火烧土。将处理好的种子按5cm×5cm的株行距播于做好的苗床上，种子播后覆盖基质（泥炭土：沙子=1：1），覆土厚约1.5～2.0cm，再在墒面上盖一层松针或碎草，厚度以不露土为宜。浇透水，保持湿润。播种后当年5月份开始出苗，8月份苗可出齐。

种子繁育出来的种苗生长缓慢，可以喷施少量磷酸二氢钾，中间特别要注意天干造成的小苗死亡。

3. 切块繁殖（带顶芽切块）

根茎切块繁殖分为带顶芽切块（市场上常用）和不带顶芽切块两种方法。带顶芽部分成活率高，生长量是不带顶芽切段的 1.5～2.5 倍，当年就可以出苗，甚至开花结果。不带顶芽的切段需要 2 年才形成小苗，分化出来的苗第一年基本上只有 1 片叶子，但能够形成多个芽。

带顶芽切块繁殖的方法：秋冬季倒苗后，采挖健壮、无病虫害根茎，在带顶芽部分根茎的第 2 节处切割，伤口蘸草木灰和多菌灵或将切口晒干，随后按照大田种植的标准栽培，第二年春季便可出苗。

四、田间管理

1. 水管理

根据土壤湿度及时浇水，使土壤水分保持在 30%～40%。出苗后，有条件的地方可采用浇灌，以增加空气湿度，促进生长。雨季来临前要注意理沟，以保持排水畅通。多雨季节要注意排水，切忌畦面积水。

2. 肥管理

施肥以有机肥为主，辅以复合肥和各种微量元素肥料。有机肥包括充分腐熟的家畜粪便、油枯及草木灰、作物秸秆等，禁止施用未经处理的人粪尿。有机肥在施用前应堆沤 3 个月以上（可拌过磷酸钙），以充分腐熟。

追肥每亩每次 1500kg，于 5 月中旬和 8 月下旬各追施 1 次。在施用有机肥的同时，应根据生长情况配合施用氮、磷、钾肥（1∶0.5∶1）。施肥采用撒施或兑水浇施，施肥后应浇 1 次水或在下雨前追施。

在其生长旺盛期（7～8 月），可进行叶面施肥促进植株生长，用 0.2% 磷酸二氢钾喷施，每 15d 喷 1 次，共 3 次。

3. 中耕除草

黄精根系较浅，2～3 月黄精苗逐渐长出，发现杂草要及时拔除。每年 4 月、6 月、9 月各需要进行 1 次中耕除草。当苗长到 5～10cm 时，需要疏除弱苗、病苗和过密的苗。新生的杂草人工拔除或用锄头除去，下锄要准、勤、浅，避免伤到根茎。锄草时结合施肥培土，避免根状茎外露吹风或见光，盖好肥料，避免冬季发生冻害，并保持苗床上的土流失，严禁使用化学除草剂。种植第一年是茎叶生长期，容易出现杂草和黄精争养分和光照的情况，要及时清理掉地表覆盖的干杂草。秋季林内光照减弱，杂草长势变弱，黄精茎叶变黄，9～10 月前后是地下茎生长初期，不用除草。

4. 摘花疏果及封顶

花果期持续时间较长，并且每一茎枝节腋生多朵伞形花序和果实，致使消耗大量的营养成分，影响根茎生长。因此，需要及时在花蕾形成前将花芽摘去，同时把植株顶部嫩尖切除，只保留 1～1.5m 的植株高度，以促进养分集中转移到收获物根茎部，利于产量提高。

5. 防冻

气温较低时，在苗周盖上薄层农家肥和草以防霜冻，并避免下午浇水，地块干燥适宜在上午 10 点～下午 2 点进行。

五、采收

随着多花黄精生长年限的增加，多糖的含量呈先升高后降低趋势，即 3 年生或 4 年生的多花黄精多糖含量较高，即多花黄精最佳采收年限为第 3 年或第 4 年。多花黄精一般在春秋两季采收，在该时间段多花黄精的根茎所积累的有效成分含量较高，且已经生长成熟。采收期为 11 月至翌年 1 月，采挖前将地上的枯萎枝条和杂草清除。在采收时应挖取全株，集中运出种植地，采挖时可根据茎痕判断地下块茎的位置，挖的深度大于 20cm，挖出块茎后剥离泥土，避免损伤根茎，顶芽部分切下留作种苗，其余部分洗净干燥，有效保持药用成分，便于贮藏和运输，否则容易变空或者霉烂。

第 3 节　黄精的病虫害防治

用组织分离法从致病黄精植株内分离出链格孢菌属（*Alternaria* sp.）、刺盘孢属（*Colletotrichum* sp.）、镰刀菌属（*Fusarium* sp.）、小穴壳菌（*Dothiorella gregaria*）、高粱附球菌（*Epicoccum sorghinum*）、*Diaporthe eres*、数丝顶多毛孢（*Bartalinia robillardoides*）等。

物理防治： 利用动物和病菌对光、温度、水分的敏感趋性或依赖性进行病虫害的防治。如杀虫灯、黄板、收板、性诱剂、糖醋液引诱等，在冬季倒苗之后把遮阳网拉开，让太阳光直射地块，从而达到自然杀菌的效果。冬季倒苗后，及时清除植株地上部分枯枝，将枯枝病残体集中烧毁，消灭越冬病原。

化学防治： 允许使用植物源农药、动物源农药、微生物源农药、矿物源农药中的硫制剂与铜制剂；严格禁止使用剧毒、高毒、高残留或者具有"三致"（致癌、致畸、致突变）作用的农药；允许有限度地使用部分有机合成的化学农药；应尽量选用低毒、低残留农药，须取得专门机构同意后使用；每种有机合成农药在一年内最多允许使用 1 ～ 2 次，交替使用有机合成化学农药；最后 1 次施药距采挖间隔天数不得少于 30d；在黄精种植时禁止使用化学除草剂。

农业防治： 培育和选用抗病良种能提高滇黄精的抗病能力，从而减少农药的使用量；培育健康无病无毒种苗；加强田间管理，及时清除田间杂草，适时浇水和排水，控制田间土壤湿度，加强田间空气流通，适时封顶，控制滇黄精种植基地荫荫度，发现病叶和病株应及时清除，防止病原菌的滋生和传播；合理施肥，施足底肥，增施磷、钾肥，培育壮苗，增强抗病和抗逆能力。

一、病害类型

1. 叶斑病

【发病症状】发病初期由茎秆基部的叶片开始发病，叶面出现褐色斑点后，病斑扩大呈椭圆形或不规则形（大小 1cm² 左右，中间淡白色，边缘褐色，靠健康组织处有明显黄晕）。病情严重时，多个病斑愈合引起叶枯死，并可逐渐向上蔓延，最后全株叶片枯死脱落（图 4-4）。

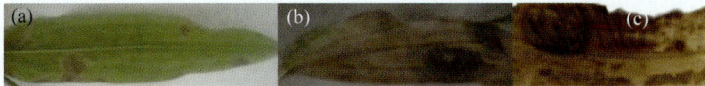

图 4-4　滇黄精叶斑病的早期（a）、中期（b）、晚期（c）症状
引自植物病理学报，2024，54（6）：1252-1256.

【病原菌】Alternaria spp.，链格孢菌（图 4-5）。

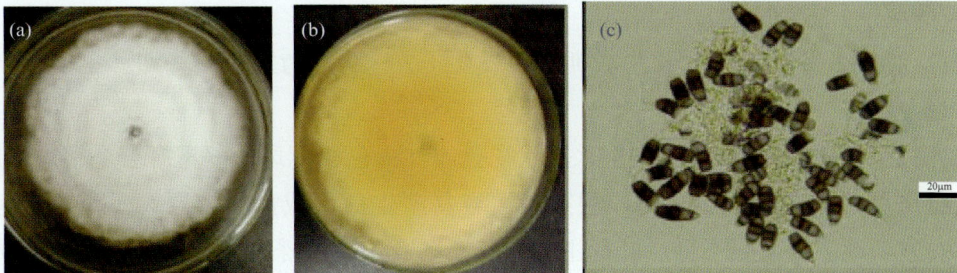

图 4-5　叶斑病致病菌正面（a）、反面（b）、电镜（c）照片
引自植物病理学报，2024，54（6）：1252-1256.

【发病时期】多发于高温高湿的夏秋两季，雨季发病严重。6～7月降雨量多、温度较高，植株基部叶上出现病斑，并逐渐上移，严重时整株枯死。8～9月田间植株死亡，发病达到顶峰。10～11月，发病植株数量有所减少。

【防治方法】

① 农业防治：冬季黄精倒苗后，及时清除植株地上部分枯枝，将枯枝病残体集中烧毁，消灭越冬的病原体。

② 药剂防治：雨季来临，发病前和发病初期喷10%苯醚甲环唑水分散颗粒剂1500倍液，或50%退菌灵可湿性粉剂1000倍液，7～10d喷洒1次，连续喷施3～4次。发病后可喷洒50%甲基托布津可湿性粉剂600倍液，或40%百菌清悬浮剂500倍液、25%苯菌灵·环己锌乳油800倍液、50%甲基硫菌灵·硫磺悬浮剂800倍液。每隔5～7d一次，连续防治3～4次。

2. 茎腐病

【发病位置】茎。

【发病时期】夏秋季节的雨后高温天气。

【发病症状】受害植株由下部叶片向上逐渐扩展，呈现青枯症状，最后全株显症。病株茎基部软，内部空松。根系发育不良，根少而短，变黑腐烂。髓部空松，根、茎基和髓部可见到红色病症。

【防治措施】

① 农业防治：冬春季要清除枯枝、病叶集中烧毁，减少病原的越冬基数，发现病株及时清除；苗床地要高畦深沟，以利雨后能及时排水；注意通风换气，雨后及时排水，保持适当温湿度；中耕除草不要碰伤根茎部，以免病菌从伤口侵入。

② 化学防治：发病初期选用58%瑞毒霉500倍液、80%代森锰锌500倍液、72%甲霜灵锰锌600倍液、75%百菌清600倍液、68.75%银法利（氟菌·霜霉威）200倍液等其中一种药液喷施植株，每7～10d喷淋1次，连续防治3次。

3. 根腐病

【发病部位】根部。

【发病时期】从苗期至生长中后期均可发生，7～9月为发病高峰期。冬季土壤湿度过大时也会发病。

【发病症状】发病初期根部产生水渍状褐色或红褐色坏死斑，严重时整个根内部腐烂，仅残留纤维状维管束。湿度大时，根茎表面容易产生白色或黄色霉层（即为分生孢子）。随病害发展，地上部生长不良，叶片由外向里逐渐变黄，整株枯死。发病植株容易从土中拔起。

【发病诱因】田间湿度大、积水、土壤板结、覆盖太厚、根部肥害、根茎有创伤或根系线虫、地下害虫危害等条件下易发病，高温高湿有利发病。

【防治方法】

① 农业防治：播种或者移栽时用草木灰拌苗；选择避风向阳的坡地栽培，并开沟理墒，以利排水和降低地下水位。

② 药剂防治：初发病时可选用 75% 百菌清 600 倍液、70% 代森锰锌 600 倍液、64% 杀毒矾 600 倍液、25% 甲霜灵锰锌 600 倍液、50% 多菌灵可湿性粉剂 600 倍液 +58% 甲霜灵锰锌可湿性粉剂 600 倍液混合液、80% 多菌灵 500 倍液等任何一种药液浇根。7 ～ 10d 浇施一次，防控 2 ～ 3 次。

如果有线虫或地下害虫危害，可以采用 50% 辛硫磷乳油 800 倍液浇淋根部。

4. 褐斑病

【发病位置】叶片。

【发病时期】全年都可发生，以高温高湿的多雨炎热夏季为害最重。

【发病症状】从叶缘或叶尖开始发病，发病初期为紫褐色的圆形或椭圆形病斑，后期为黑色，直径为 5 ～ 10mm。严重时病斑连成片，使叶片枯黄脱落。茎秆或根部出现梭形、长条形、不规则形病斑，病斑内部青灰色水浸状，边缘红褐色，以后病斑变成黑褐色，植株腐烂死亡。

【病原菌】半知菌亚门真菌尾孢属。

【防治措施】

① 农业防治：加强栽培管理，移栽时注意土壤消毒，杀死潜伏病菌，种植不宜过密，要注意通风透光，注意排水。发现病叶要立即摘除并销毁，以防扩散感染。

② 化学防治：发病初期用 1：1：300 波尔多液（硫酸铜：生石灰：水）或 80% 代森锌可湿性粉剂 600 倍液、50% 多菌灵可湿性粉 800 倍液、70% 甲基托布津可湿性粉 1000 倍液、32% 乙蒜素酮乳剂、30% 乙蒜素乳剂 1500 倍液喷洒，7 ～ 10d 一次，连喷 2 ～ 3 次。

发病严重时，喷施 1% 的波尔多液，或 65% 可湿性代森锌粉剂 500 ～ 600 倍、50% 代森铵 200 倍释液、托布津 200 倍稀释液，连续喷施 3 ～ 4 次。

5. 黑斑病

【发病部位】黄精的叶片和茎秆上。

【发病症状】染病植株的叶片上呈现暗褐色圆形、近圆形、不规则的病斑，四周具锈褐色轮纹状宽边。空气湿度大时病斑呈水渍状，干燥后病斑易破裂。病斑扩散迅速后融合在一起，使得叶片干枯。

茎部染病病斑呈黄褐色椭圆形，向下或向上扩展。病斑中间凹陷在空里，病斑表面长出黑霉，甚至病斑凹入茎内，导致茎秆折倒。

【病原菌】链格孢菌属的一种。

【发病时期】6～8月。

【防治方法】

① 农业防治：冬季黄精倒苗后，及时清除地上枯枝，将枯枝病残体集中烧毁，消灭越冬病原。

② 药剂防治：休眠期喷洒 1% 硫酸铜溶液杀死病残体上的越冬菌源。发病初期用 50% 退菌特 1000 倍液喷雾防治，每隔 7～10d 喷药 1 次，连续喷 2～3 次。

6. 炭疽病

【发病部位】叶片和茎秆。

【发病时期】秋冬季节。

【发病症状】在叶片、叶尖或叶缘产生圆形、半圆形、椭圆形、不规则形状的直径 0.5～2.0cm 病斑。病斑初期为绿色，后期整个病斑中央变成黄白色，病斑外围呈黄色。湿度大时，病斑迅速扩散，严重时造成叶片大量枯死。茎部形成褐色稍凹陷的病斑，上有大量黑色小点，可以导致茎秆枯死。

【病原菌】*Colletotrichum circinans*（Berk）。

【防治措施】

① 农业防治：加强栽培管理，增施生物有机肥，做好防冻、防旱、防涝，增强植株的抗性能力，冬季清除枯枝落叶，集中烧毁，减少病原。

② 药剂防治：春夏幼苗出苗初期，喷施化学药剂 30% 悬浮剂戊唑·多菌灵龙灯福连 1000～1200 倍液、70% 默赛甲基硫菌灵 1000 倍液、F500 百泰 2000 倍液，15～20d 一次，连续 3～4 次。

7. 枯萎病

【发病位置】叶与花。

【发病时期】高温、干旱、阳光强度强的春末夏初及秋末季节。

【发病症状】感病症状为中间棕色周边发黄的斑点，正常组织和感病组织之间有水渍状斑点。严重时可导致整个植株死亡。

【防治措施】

① 农业防治：种了种苗消毒，培育无毒健康种苗。用 0.008～2mg/L 的氯化苦消毒土壤。

② 化学防治：在零星发病田块，用 12.5% 治萎灵水剂 200～300 倍液浇灌病苗，每株 10～20mL，可以减轻发病或恢复生机。

8. 病毒病

【发病位置】叶片。

【发病时期】高温、干旱、阳光强度强的春末夏初及秋末季节。

【发病症状】叶片出现浓绿、淡绿相间的花斑，严重时叶片上有泡状斑和皱缩，叶面凹凸不平，影响植株高度。

【防治措施】采用轮作套种不同作物可以减少病原积累，防止病害严重发生。加强田间管理，提高植物抗病毒病的能力，铲除田间地头杂草，拔除病株以除掉毒源，及时治虫防病，减轻病害。冲施肥以天然有机肥为主，用生物发酵好的肥料，最好采用厌氧菌或放线菌类有益防腐微生物养根壮根，提高产量的同时提高其抗病毒能力。

9. 灰霉病

【发病位置】叶片、茎秆和花蕾（图4-6）。

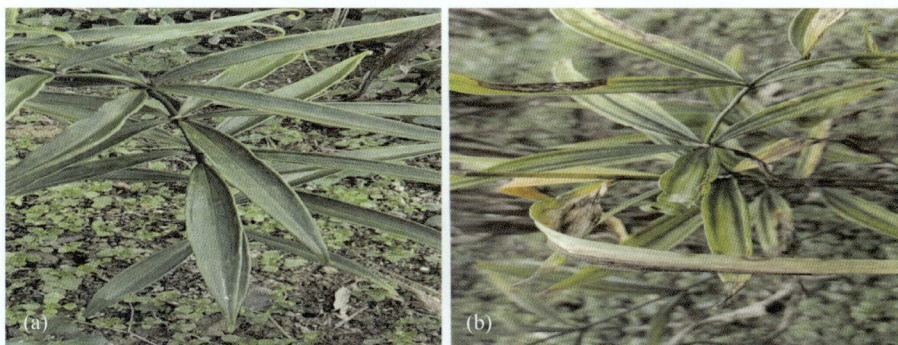

图 4-6　滇黄精健康植株（a）和患灰霉病植株（b）
引自中药材，2024（5）：1100-1105.

【发病时期】6月底至倒苗前均可发病，7～8月为发病高峰期。

【发病症状】发病初期出现水渍状斑块，病部逐渐扩大，后期病部产生灰色霉层。

【病原菌】灰葡萄孢菌 *Botrytis cinerea*（图4-7），病菌在土地或病残体上越冬及存活。借雨、风或浇水等农事活动传播。

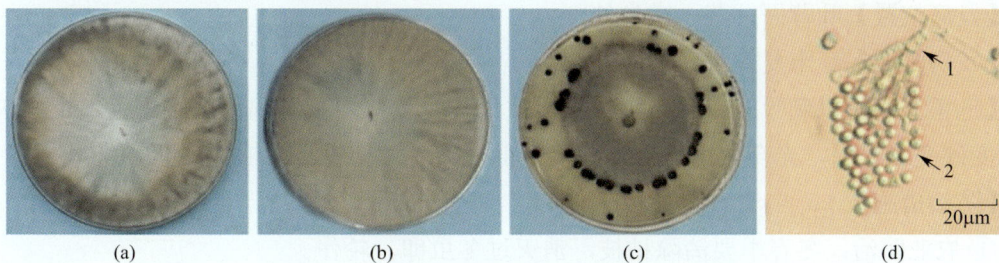

图 4-7　滇黄精灰霉病病原菌菌株 HY1-1
（a）培养7d的菌落正面照；（b）培养7d的菌落背面照；（c）培养10d的菌落正面照；（d）1—分生孢子梗，2—分生孢子（×400）
引自中药材，2024（5）：1100-1105.

【发病环境】高湿条件、植株茂密、栽培空间封闭通风不畅条件。

【防治措施】

① 农业防治：及时清除、销毁病残体；加强管理，注意排水和降低湿度，增施有机肥，通风透光，提高滇黄精抗病力。

② 化学防治：注意雨前重点预防和控病，发病初期选用 40% 明迪（氟啶胺＋异菌脲）3000 倍液、40% 嘧霉胺 1000 倍液、50% 啶酰菌胺 1200 倍液或者 30% 啶酰菌胺悬浮剂、50% 速克灵 2000 倍液、1000 亿芽孢／克枯草芽孢杆菌可湿性粉剂、2% 苦参碱水剂等药液喷施、喷淋植株。

二、虫害

1. 蚜虫

【发病位置】叶、花。

【发病时期】春末夏初。

【危害】成虫、若虫吮吸叶的汁液，叶片变黄，植株生长受阻。蚜虫又是传播病毒的媒介，传播病毒的危害更严重。蚜虫大量繁殖会导致植物顶部的叶和花大量脱落，严重时植株会死亡。

【防治措施】

① 农业防治：在地边或大棚里设置粘虫黄板（塑料薄膜涂成金黄色，再涂 1 层凡士林或机油），架在高出地面 0.5m 处，可以大量诱杀有翅蚜虫。蚜虫对银灰色有较强的趋避性，可在园内挂银灰色塑料条或铺银灰色地膜驱避蚜虫。喷水抗旱，在黄精种植地及周围做好冬季除草和翻地，清洁田间，不在种植地周围保留蚜虫过冬的十字花科蔬菜和植物。

② 化学防治：在点片发生阶段，选用吡虫啉、啶虫脒和苦参碱等按使用说明书用量防控。

2. 螨虫

【发病位置】叶背面、茎、嫩尖处。

【发病时期】春末夏初。

【危害】螨虫以刺吸式口器吸食汁液，被危害叶片背面呈黄褐色至红褐色，正面灰色，叶片变硬变脆失绿，光合作用受到影响，严重时叶片大量脱落，植株枯死。

【防治措施】

① 农业防治：冬春季要清除枯枝，消灭过冬虫卵。轮作。

② 化学防治：可以选用 15% 哒螨酮乳油 300 倍液、34% 螨虫立克乳油 2000～2500 倍液、48% 乐斯本 1000 倍液、1.8% 的阿维菌素（齐螨素、新科等）3000 倍液、15% 哒螨灵乳油 1500 倍液、73% 克螨特乳油 2000 倍液、15% 扫螨净乳油 2000 倍液、35% 杀螨特乳油 1000 倍液等药剂进行防治。

3. 地老虎

【发病位置】嫩叶、幼根、嫩茎。

【发病时期】3～5月，白天潜入土中，晚上出来危害。

【危害】1～2龄幼虫食心叶或嫩叶，咬成针状小洞；3龄后幼虫可咬断嫩茎；4龄以后暴食，啃食幼根嫩茎，造成缺苗。

【防治措施】

① 农业防治：在地老虎交配期间用照光灯或带有发酵气味的物质来诱杀成虫，减少幼虫数量。加强田间管理，及时清除杂草，人工除虫。配制麦麸毒饵（麦麸20～25kg，压碎、过筛成粉状，炒香后均匀拌入40%辛硫磷乳油0.5kg），撒在幼苗周围可以诱杀地老虎、蝼蛄等多种地下害虫。

② 化学防治：在地老虎1～3龄幼虫期，按每亩2.5%敌杀死乳油30～40mL，加水45kg于日落后常规喷洒茎叶。

4. 蛴螬

【发病位置】幼苗嫩茎、块根。

【发病时期】春秋两季。

【致病虫】蛴螬主要为暗黑鳃金龟、铜绿丽金龟、棕色鳃金龟、黄褐丽金龟等的幼虫。蛴螬1～2年1代，幼虫和成虫在土中越冬，春秋两季危害作物。

【危害】蛴螬咬食幼苗嫩茎，块根被钻成孔眼，当植株枯黄而死时，它又转移到别的植株继续危害。蛴螬造成的伤口还可诱发病害。

【防治措施】

① 农业防治：轮作，不施未腐熟的有机肥料；精耕细作，发现虫卵和幼虫及时处死。可设置黑光灯诱杀成虫，减少蛴螬的发生数量。

② 化学防治：用50%辛硫磷乳油每亩200～250g，加水10倍喷于25～30kg细沙上拌匀制成毒沙，顺墒面撒施，随即浅锄。用3%呋哺丹颗粒剂、5%辛硫磷颗粒剂、5%地亚农颗粒剂，每面2.5～3kg处理土地。

种苗种植时可以适当拌上辛硫磷、敌百虫等粉剂。

每亩地用25%对硫磷或辛硫磷胶囊剂150g～200g拌麦麸或油枯等饵料5kg，或50%对硫磷、50%辛硫磷乳油50～100g拌饵料3～4kg，撒于种沟中防治。

5. 蝼蛄

【发病位置】根和块茎。

【发病时期】常年。

【危害】蝼蛄以蚯蚓和昆虫的幼虫为食，常在地下挖土打洞危害黄精的根和块茎，使根和块茎造成伤口，诱发病害。

【防治方法】

① 农业防治：蝼蛄发生危害期，在田边或村庄利用黑光灯、白炽灯诱杀成虫，以减少田间虫口密度。结合田间操作，对新拱起的蝼蛄隧道，采用人工挖洞捕杀虫、卵。

② 化学防治：每亩地用 90% 晶体敌百虫用水溶化，拌麦麸或油枯等饵料（100 ～ 2 倍），于傍晚时撒在已出苗的苗床表土上，或随播种、定植时撒于穴内。当危害严重时，每亩用 3% 辛硫磷颗粒剂 1.5 ～ 2kg，兑细土 15 ～ 30kg 混匀撒于地表。

第 4 节　黄精种植对土壤的影响

种植黄精对林地土壤的理化性质、酶活性和微生物群落结构造成一定影响，不同土壤因子及土壤微生物的响应不同。种植黄精后，土壤细菌、真菌的多样性和丰度增加。原生林地土壤与黄精根区土壤细菌、真菌群落结构存在差异。

一、土壤理化性质

种植滇黄精的临夏土壤 pH 逐渐降低，且随着滇黄精种植年限的增加，土壤的 pH 逐渐下降。对照组土壤 pH 为 5.32，第一年种植后降为 5.05，第二年种植后降为 4.98，第三年种植后降为 4.91。

土壤有机质、全氮的含量与滇黄精种植年限呈正相关。第一年种植后土壤全磷含量显著高于对照组，随着滇黄精生长全磷含量逐渐降低，滇黄精根区土壤全磷、速效钾的含量随种植年限的增加而降低，有机质、全氮、速效磷的含量随种植年限的增加而增加。

二、土壤酶活性

与原生林地比较，林下种植滇黄精根区土壤脲酶和酸性磷酸酶活性显著降低，过氧化氢酶活性显著增加。种植 1 ～ 3 年的土壤之间，酶活性相近。

三、土壤微生物群落

滇黄精种植的土壤细菌共获得 36 门，120 纲，277 目，432 科，791 属，1789 种。土壤真菌共获得 2650 个 OTU，分属于 14 门，54 纲，125 目，281 科，596 属，949 种。

滇黄精根区土壤细菌群落的优势菌门为变形菌门（Proteobacteria）、酸杆菌门

（Acidobacteriota）、绿弯菌门（Chloroflexi）、放线菌门（Actinobacteriota）、浮霉菌门（Planctomycetes）、疣微菌门（Verrucomicrobiaota）。不同年限的滇黄精土壤细菌的物种组成相似但群落丰度不同。种植滇黄精后促进了绿弯菌门、拟杆菌门和被孢霉门的发育，抑制了放线菌门的发育（图4-8）。

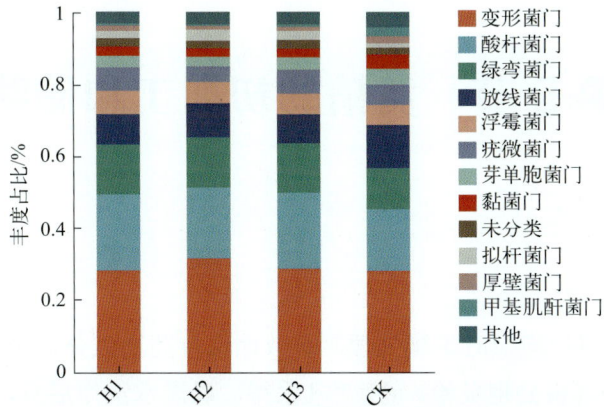

图4-8 滇黄精根区土壤细菌门水平物种组成

林下滇黄精样地1年（H1）、2年（H2）、3年（H3）和对照（CK）组样品

引自中国现代中药，2024，26（6）：1015-1023.

滇黄精根区土壤真菌群落主要为子囊菌门（Ascomycota）、担子菌门（Basidiomycota）、被孢霉门（Mortierellomycota）。不同年限的滇黄精土壤真菌群落的物种组成和相对丰度间存在较大差异。丝盖伞属、双子担子菌属随着滇黄精种植年限的增加其相对丰度逐渐下降，小垫革菌属（Tomentella）、长毛盘菌属（Trichophaea）相对丰度随着滇黄精种植年限增加呈上升趋势，*Cladophialophora*、青霉属（Penicillium）相对丰度随着滇黄精种植年限增加呈先增加后减少趋势（图4-9）。

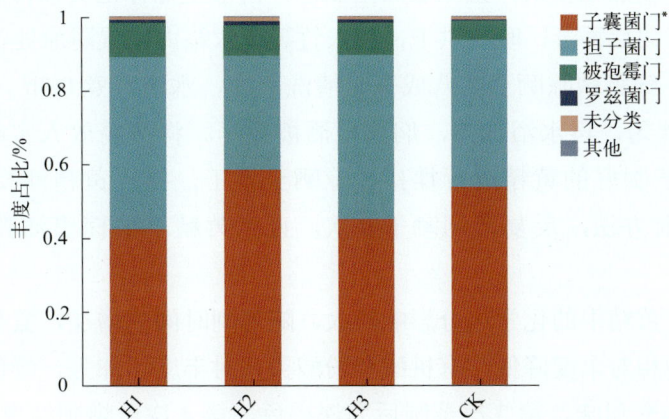

图4-9 滇黄精根区土壤真菌门水平物种组成

引自中国现代中药，2024，26（6）：1015-1023.

随着滇黄精种植年限的增加，滇黄精根区土壤与原生林地的共有细菌和真菌数量均呈下降趋势，且滇黄精的种植年限会影响原生林地土壤的微生物种类。相比较于对照组土壤，滇黄精种植后促进了丝盖伞属（*Inocybe*）、被孢霉属（*Mortierella*）、乳菇属（*Lactarius*）的增生和分化。

第5节　黄精的初加工和储藏

一、初加工

黄精鲜药材采收以后应及时干燥处理，有效地保持药用成分，否则容易抽茎变空或发生霉烂，降低其品质。《雷公炮炙论》记载"凡采得，以溪水洗净后蒸，从巳至子，刀薄切，曝干用"。干燥时，可以高温或冷冻处理，迅速杀死细胞，抑制细胞内酶类的活动，减少有效成分的分解。唐代《千金翼方》记载为"重蒸法"，即"九月末挖取根，拣肥大者来日熟蒸，微曝干以蒸，待再曝干，食之如蜜，即可停"。《食疗本草》记载"九蒸九曝"的加工方法。经炮制后，多花黄精重金属含量均有不同程度的降低。九蒸九晒黄精（九制黄精）是中医传统的补中益气药。

1. 蒸制黄精

常见方法一：将黄精放入锅内，加清水至黄精被浸没，火烧煮，煮的过程中应及时添水，煮熟至透心后的黄精根茎（残汁浓缩备用）晒至五成干，放入蒸笼内隔水蒸约 4h，取出再晒。如此反复蒸晒多次，直至表面呈黑色，内部呈黑棕色类似柿饼颜色，则将浓缩液淋在黄精上，拌匀后再蒸，晒或烘干，装入竹篓或木箱内，置阴凉处存放。

常见方法二：鲜黄精晾晒至七八成干时清洗干净，水浴蒸煮 0.5h，晾晒后加入 10% 黄精重量的黄酒拌匀，再水浴加热，焖润至酒被吸尽。将黄精放入实底蒸屉中蒸制 1h，并收集黄精汁。蒸制好的黄精进行揉搓，晾晒至半干，拌入黄精汁及适量黄酒，焖润至被吸尽。同之前方法，反复蒸制晒干 9 次，直至黄精表面棕黑油亮、质地柔软、味甘甜。

九蒸九晒对滇黄精中的化学成分影响较大，随炮制时间的增加，氨基酸及其衍生物和生物碱类化合物的相对丰度降低，有机酸和酚酸类相对丰度增加等，颜色逐渐加深，味道也逐渐由麻味变为酸甜味。第 3 次蒸制后为深褐色，第 4 次至炮制结束缓慢转变为黑色。第 4 次蒸之后麻味消失，开始变为酸甜味。炮制过程中，多糖和 16 种游离氨基酸含量降低，总皂苷、总黄酮、总多酚含量增加。

2. 黄精片

晴天采挖原药材，除去杂质，洗干净、切薄片，置于太阳下曝晒干燥。或者放置于烘箱 60℃烘制半天，温度调至 80℃烘制全干。

3. 黄精酒

采挖黄精鲜根茎，洗净擦干，用 35 度以上的白酒浸泡，白酒的量为黄精鲜根的 3～4 倍。泡 2～3 个月，待酒变成透明淡琥珀色。尽量放置半年后再饮用。

二、黄精药材包装

黄精富含多糖，在贮藏过程中容易虫蛀和霉变，为了防止发霉变质需要进行包装。在包装前，确定黄精已充分干燥，清除杂质和异物。将全干燥的黄精装入洁净的聚乙烯塑料膜、牛皮凝膜纸、铝箔/聚乙烯塑料复合膜袋内衬防潮纸，附合格证、装箱单和出货日期，然后打包成件。

三、黄精药材运输

黄精的运输遵循及时、全面、安全、经济的原则。将运输工具清洗干净，将成件的商品黄精捆绑好，遮盖严密，及时运往被储藏地点，不得雨淋、日晒、长时间滞留在外，不与其他有毒、有害物质混装，避免各种污染。

四、黄精药材贮藏

黄精容易吸潮，因此需要采用密封塑料袋有效控制安全水分（<18%），将密封塑料袋装好的药材放入密封木箱或铁桶内进行贮藏，定时检查，防止霉变、鼠害、虫害。随着黄精霉变程度增加，样品中麦角甾醇含量也逐渐增多，可达 90.435 mg/kg。

第 6 节　黄精的药材评价

一、黄精的药典标准

黄精的主要药效成分为黄精多糖，因此以多糖含量作为衡量黄精药材质量的标准，根据《中国药典》（2020年版）的方法和指标检测。

1. 外观检查

黄精饮片呈不规则的厚片，外表皮淡黄色至黄棕色。切面略呈角质样，淡黄色至黄棕色，可见多数淡黄色筋脉小点。质稍硬而韧。气微，味甜，嚼之有黏性。

酒黄精制品的黄精呈不规则厚片，表面棕褐色至黑色，有光泽，中心棕色至浅褐色，可见筋脉小点。质柔软、味甜、微有酒香气。

2. 水分检查

黄精根茎水分不得过18.0%（通则0832第四法）。黄精饮片含水分不得过15.0%。酒黄精内的黄精水分含量不得过15.0%。

3. 总灰分检查

取黄精块根，80℃干燥6h，粉碎后测定，不超过4.0%（通则2302）。

4. 浸出物测定

照醇溶性浸出物测定法（通则2201）项下的热浸法进行测定，用稀乙醇作溶剂，不得少于45.0%。

5. 多糖含量测定

以无水葡萄糖（$C_6H_{12}O_6$）计，干燥品黄精含多糖量不得少于7.0%。酒黄精中多糖含量不得低于4%。

（1）对照品溶剂的制备

取经105℃干燥至恒重的无水葡萄糖33mg，精密称定，加水溶解并稀释至100mL，摇匀，即得每1mL中含无水葡萄糖0.33mg的标准品。

（2）标准曲线的制备

精密量取对照品溶液0.1mL、0.2mL、0.3mL、0.4mL、0.5mL、0.6mL，分别置于10mL具塞刻度试管中，各加水至2.0mL，摇匀，在冰水浴中滴加0.2%蒽酮-硫酸溶液至刻度，混匀，放冷后置水浴中保温10min取出，置冰水浴中冷却10min取出，以相应试剂为空白。照紫外-可见分光光度法（通则0401），在582nm波长处测定吸光度。以吸光度为纵坐标，浓度为横坐标，绘制标准曲线。

（3）测定

取60℃干燥至恒重的样品粉末0.25g，置圆底烧瓶中，加80%乙醇150mL，置水浴中加热回流1h，趁热过滤，残渣再用80%热乙醇洗涤3次（每次10mL）。将残渣及滤纸置烧瓶中，加水150mL沸水浴中加热回流1h，趁热过滤，残渣及烧瓶热水洗涤4次，每次 10mL，合并滤液与洗液，冷却后转移到 250mL 量瓶中，加水至刻度，摇匀，精密量取 1mL，至 10mL 干燥试管，测定吸光度，计算溶液含无水葡萄糖的重量（mg）。

二、黄精的药材等级

1. 块茎等级划分

黄精以粗壮、结节肥厚、质硬而韧、不易折断、色泽黄色至黄棕色、干燥无杂物、无须根、无霉变者为佳。黄精、滇黄精、多花黄精均分为一等、二等、三等、统货等四个等级。

（1）黄精

黄精一、二、三等品的共同点为：干货；呈结节状弯柱形，结节略呈圆锥形，常有分枝，表面黄白色或灰白色，半透明，有纵皱纹，茎痕圆形，无杂质、虫蛀、霉变。黄精一等品为每公斤药材所含个子数量在 50 头以内。黄精二等品为每公斤药材所含个子数量在 100 头以内。黄精三等品为每公斤药材所含个子数量多于 100 头。

统货的特点：干货；结节略呈圆锥形，长短不一；不分大小；无杂质、虫蛀、霉变。

（2）多花黄精

多花黄精一、二、三等品的共同点为：干货；呈长条结节块状，长短不等，常数个结节相连；表面灰黄色或黄褐色，粗糙，结节上侧有突出的圆盘状茎痕；无杂质、虫蛀、霉变。多花黄精一等品为每公斤药材所含个子数量在 115 头以内。多花黄精二等品为每公斤药材所含个子数量在 215 头以内。多花黄精三等品为每公斤药材所含个子数量多于 215 头。

统货的特点：干货；结节呈长条块状，长短不等，常数个结节相连；不分大小；无杂质、虫蛀、霉变。

（3）滇黄精

滇黄精一、二、三等品的共同点为：干货；呈肥厚肉质的结节块状，表面淡黄色至黄棕色，具环节，有皱纹及须根痕，结节上侧茎痕呈圆盘状，圆周凹入，中部突出，质硬而韧，不易折断，断面角质，淡黄色至棕黄色；气微，味甜，嚼之有黏性；无杂质、虫蛀、霉变。滇黄精一等品为每公斤药材所含个子数量在 25 头以内。滇黄精二等品为每公斤药材所含个子数量在 80 头以内。滇黄精三等品每公斤药材所含个子数量多于 80 头。

统货的特点：干货；结节呈肥厚肉质块状；不分大小；无杂质、虫蛀、霉变。

2. 黄精片的等级划分

黄精片市场主要分为黄精片选货和黄精片统货两种。黄精片选货为所有药材商品均为大片，色泽黄色或浅黄褐色，无杂质、虫蛀、霉变；黄精片统货大小不一，色泽黄色或浅黄褐色，无杂质、虫蛀、霉变。

黄精片还可以分为当年货或陈年货。

第 5 章

黄精的活性成分

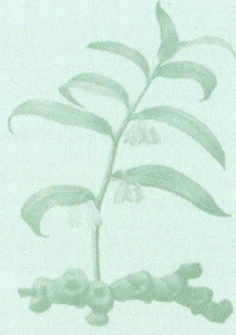

安徽池州产的九华黄精为黄精中的精品，根茎肥满柔软，质地沉重，表面呈灰黄色或黄褐色，姜形，结节上侧有突出的圆盘状茎痕，又称为"地藏黄精"和"江南人参"，远销香港及东南亚等地。九华黄精多糖含量不低于 10.0g/100g，水分不高于 18.0g/100g，总灰分不高于 4.0g/100g，酸不溶性灰分不高于 1.0g/100g，浸出物不低于 50.0g/100g，主要指标值高于《中国药典》（2020 年版）的标准。

黄精富含多种营养物质，如多糖、多酚、凝集素、黄酮、生物碱、皂苷、维生素、氨基酸、矿物质以及膳食纤维等。黄精的碳水化合物的占比可达 64.1%，膳食纤维可达 9.5%，在医药、保健、化妆品、食品等领域的应用日益扩大。黄精根茎含有 20 种蛋白质合成所必需的氨基酸，尤其是赖氨酸、苏氨酸、异亮氨酸、丝氨酸、亮氨酸、谷氨酸、酪氨酸、脯氨酸、甘氨酸、丙氨酸等。此外，还富有 Fe、Zn、Sr、Ba、Ge、Mn、Bi、Ca、Na 等元素，具有预防和治疗某些疾病的潜力。图 5-1 为新鲜黄精和九蒸九晒黄精。

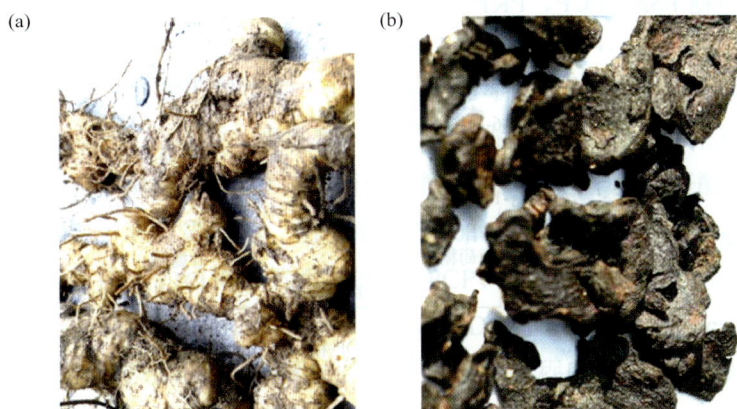

图 5-1　新鲜黄精（a）和九蒸九晒黄精（b）
引自 Molecules，2023，28：1350.

第 1 节　碳水化合物

多糖是一种大分子聚合物，一般由 10 个及以上的单糖脱水缩合组成。多糖类是黄精属植物中主要的化学成分，《中国药典》（2020 年版）规定多糖为黄精的质量标志物。从黄精、多花黄精、滇黄精根茎提取制备的多糖分别称为 *Polygonatum sibiricum* polysaccharide（PSP）、*Polygonatum cyrtonema* polysaccharide（PCP）、*Polygonatum kingianum* polysaccharide（PKP）。加工方式的不同，造成了黄精多糖的结构多样性。

编号	成分名称	取代基	来源
19	Huangjinoside H	$R^1=S_2,R^4=R^5=R^6=H,R^2=R^3=R^7=OH$	*P.sbiricum*
20	Huangjinoside I	$R^1=S_3,R^2=R^3=R^6=OH,R^4=R^5=R^7=H$	*P.sbiricum*
21	Huangjinoside J	$R^1=S_1,R^2=R^3=R^6=OH,R^4=R^5=R^7=H$	*P.sbiricum*
22	Huangjinoside K	$R^1=S_4,R^2=R^3=R^6=OH,R^4=R^5=R^7=H$	*P.sbiricum*
23	Huangjinoside L	$R^1=S_4,R^2=R^3=R^5=R^6=OH,R^4=R^7=H$	*P.sbiricum*
24	Huangjinoside M	$R^1=S_1,R^2=R^3=R^6=R^7=OH,R^4=R^5=H$	*P.sbiricum*
25	Huangjinoside N	$R^1=S_1,R^2=R^3=R^6=OH,R^4=R^5=H,R^7=OGlu$	*P.sbiricum*
26	Huangjinoside O	$R^1=S_1,R^2=R^3=OH,R^4=R^5=R^6=H,R^7=OGlu$	*P.sbiricum*
27	Spirost-5-en-3β,14α-diol-3-O-β-D-glucopyranosyl-(1 → 2)-[β-D-xylopyranosyl-(1 → 3)]-β-D-glucopyranosyl-(1 → 4)-β-d-galactopyranoside	$R^1=S_6,R^2=R^3=R^5=R^6=R^7=H,R^4=OH(25R,S)$	*P.sbiricum*
28	Spirost-5-en-3β-ol-3-O-β-D-glucopyranosyl-(1 → 2)-[β-D-xylopyranosyl-(1→3)] -β-D-glucopyranosyl-(1 → 4)-β-D-galactopyranoside	$R^1=S_6,R^2=R^3=R^5=R^6=R^7=H(25R,S)$	*P.sbiricum*
29	3-O-β-D-Glucopyranosyl(1 → 4)-[α-L-rhamnopyranosyl-(1 → 2)]-β-D-glucopyranosyl-diosgenin	$R^1=S_{12},R^2=R^3=R^4=R^5=R^6=R^7=H$	*P.sbiricum*
30	3-O-α-L-Rhamnopyranosyl(1 → 4)-[α-L-rhamnopyranosyl-(1 → 2)]-β-D-glucopyranosyl-diosgenin	$R^1=S_{15},R^2=R^3=R^5=R^6=R^7=H$	*P.sbiricum*
31	3-O-β-D-Glucopyranosyl(1 → 3)-β-D-glucopyranosyl(1 → 4)- [α-L-rhamnopyranosyl-(1 → 2)]-β-D-glucopyranosyl-diosgenin	$R^1=S_{13},R^2=R^3=R^4=R^5=R^6=R^7=H$	*P.sbiricum*
32	(25R)-Spirost-5-en-12-one-3-O-β-D-glucopyranosyl-(1 → 2)-β-D-glucopyranosyl-(1 → 3)-β-D-glucopyranosyl-(1 → 4)-β-D-galactopyranoside	$R^1=S_9,R^2=R^4=R^5=R^6=R^7=H,R^3=O$	*P.cyrtonema*
33	Spirost-5-en-12-one-3-O-β-D-glucopyranosyl-(1 → 2)-[β-D-xylopyranosyl-(1 → 3)] -β-D-glucopyranosyl-(1 → 4)-β-D-galactopyranoside	$R^1=S_8,R^2=R^4=R^5=R^6=R^7=H,R^3=O(25R,S)$	*P.cyrtonema*
34	3-Hydroxyspirost-5-en-12-one	$R^1=R^2=R^4=R^5=R^6=R^7=H,R^3=O(25R,S)$	*P.cyrtonema*
35	Kingianoside A	$R^1=S_4,R^2=R^4=R^5=R^6=R^7=H,R^3=O$	*P.kingianum*
36	Kingianoside B	$R^1=S_1,R^2=R^4=R^5=R^6=R^7=H,R^3=O$	*P.kingianum*
37	Funkioside C	$R^1=S_4,R^2=R^3=R^4=R^5=R^6=R^7=H$	*P.kingianum*
38	(25R)-Kingianoside G	$R^1=S_5,R^2=R^4=R^5=R^7=H,R^3=O,R^6=OH$	*P.kingianum*
39	Pratioside D$_1$	$R^1=S_5,R^2=R^4=R^5=R^6=R^7=H,R^3=O$	*P.kingianum*
40	(25R)-Spirost-5-en-3β,17α-diol-3-O-α-L-rhamnopyranosyl(1 → 4)-α-L-rhamnopyranosyl-(1 → 4)-[α-rhamnopyranosyl-(1 → 2)]-β-D-glucopyranoside	$R^1=S_{16},R^2=R^4=R^6=R^7=H,R^3=O,R^5=OH$	*P.kingianum*
41	(25R)-Spirost-5-en-3β,17α-diol-3-O-β-D-glucopyranosyl-(1 → 3)-[α-L-rhamnopyranosyl-(1 → 2)]-β-D-glucopyranoside	$R^1=S_{12},R^2=R^4=R^6=R^7=H,R^3=O,R^5=OH$	*P.kingianum*
42	Polygonatoside C$_1$	$R^1=S_{17},R^2=R^4=R^6=R^7=H,R^3=O,R^5=OH$	*P.kingianum*
43	Ophiopogonin C′	$R^1=S_{12},R^2=R^4=R^5=R^6=R^7=H,R^3=O$	*P.kingianum*
44	Gracillin	$R^1=S_{18},R^2=R^3=R^4=R^5=R^6=R^7=H$	*P.kingianum*
45	Dioscin	$R^1=S_{19},R^2=R^3=R^4=R^5=R^6=R^7=H$	*P.kingianum*
46	Saponin Tb	$R^1=S_{11},R^2=R^3=R^4=R^6=R^7=H,R^5=OH$	*P.kingianum*

编号	成分名称	取代基	来源
47	Saponin Pa	$R^1=S_{15},R^2=R^3=R^4=R^5=R^6=R^7=H$	*P.kingianum*
48	Parissaponin Pb	$R^1=S_{16},R^2=R^3=R^4=R^5=R^6=R^7=H$	*P.kingianum*
49	Huangjinoside A	$R^1=-Ara$	*P.sbiricum*
50	Huangjinoside B	$R^1=S_6$	*P.sbiricum*
51	Sibiricoside A	$R^1=S_4,R^2=R^3=R^4=H,R^5=OMe$	*P.sbiricum*
52	Sibiricoside B	$R^1=S_4,R^2=R^3=H,R^4=OH,R^5=OMe$	*P.sbiricum*
53	(25S)-Kingianoside C	$R^1=S_4,R^2=R^4=H,R^3=O,R^5=OH$	*P.kingianum*
54	(25S)-Kingianoside D	$R^1=S_1,R^2=R^4=H,R^3=O,R^5=OH$	*P.kingianum*
55	(25S)-Kingianoside E	$R^1=S_5,R^2=R^4=H,R^3=O,R^5=OH$	*P.kingianum*
56	22-Hydroxylwattinoside C	$R^1=S_4,R^2=R^5=OH,R^3=O,R^4=H$	*P.kingianum*
57	(25S)-Kingianoside F	$R^1=S_5,R^2=R^5=OH,R^3=O,R^4=H$	*P.kingianum*
58	Kingianoside C	$R^1=S_4,R^2=R^4=H,R^3=O,R^5=OH$	*P.kingianum*
59	Kingianoside D	$R^1=S_1,R^2=R^4=H,R^3=O,R^5=OH$	*P.kingianum*
60	Kingianoside E	$R^1=S_5,R^2=R^4=H,R^3=O,R^5=OH$	*P.kingianum*
61	(25R,22)- Hydroxylwattinoside C	$R^1=S_4,R^2=R^5=OH,R^3=O,R^4=H$	*P.kingianum*
62	Kingianoside F	$R^1=S_5,R^2=R^5=OH,R^3=O,R^4=H$	*P.kingianum*
63	Huangjinoside P	$R^1=S_1$	*P.sbiricum*
64	Huangjinoside Q	$R^1=S_6$	*P.sbiricum*
65	Huangjinoside R	$R^1=S_3$	*P.sbiricum*
66	Polygonoide A	$R^1=S_{14}$	*P.sbiricum*
67	Polygonoide B	$R^1=S_{12}$	*P.sbiricum*
68	(25R)-Spirost-5-en-3β,17α-diol-3-O-β-D-glucopyranosyl(1 → 4)-β-D-fucopyranoside	$R^1=S_1,R^2=OH(25R)$	*P.sbiricum*
69	(25S)-Spirost-5-en-3β,17α-diol-3-O-β-D-glucopyranosyl(1 → 4)-β-D- fucopyranoside	$R^1=S_1,R^2=OH(25S)$	*P.sbiricum*
70	(25R)-Spirost-5-en-3β,17α-diol-3-O-β-D-glucopyranosyl(1 → 2)-β-D- glucopyranosyl(1 → 4)-β-D-fucopyranoside	$R^1=S_2,R^2=OH(25R)$	*P.sbiricum*
71	(25S)-Spirost-5-en-3β-ol-3-O-β-D-glucopyranosyl(1 → 4)-β-D-fucopyranoside	$R^1=S_1$	*P.sbiricum*
72	(25R/S)-Spirost-5-en-3β,12β-diol-3-O-β-D-glucopyranosyl(1 → 4)-β-D- fucopyranoside	$R^1=S_2,R^2=OH(25R,S)$	*P.sbiricum*
73	(23S,24R,25R)-1-O-Acetylspirost-5-ene-1β,3β,23,24-tetrol 3-O-β-D- glucopyranosyl-(1 → 2)-β-D-glucopyranosyl-(1 → 4)-β-D-fucopyranoside	$R^1=S_2,R^2=OAc,R^3=R^4=OH$	*P.sbiricum*
74	(25S)-1-O-Acetylspirost-5-ene-1β,3β-diol 3-O-β-D-glucopyranosyl-(1 → 2)-[β-D- xylopyranosyl-(1 → 3)]-β-D-glucopyranosyl-(1 → 4)-β-D-galactopyranoside	$R^1=S_6,R^2=OAc,R^3=H(25S)$	*P.sbiricum*

编号	成分名称	取代基	来源
75	(25*S*)-Spirost-5-en-3α-ol 3-*O*-β-D-glucopyranosyl-(1 → 2)-[β-D- xylopyranosyl-(1 → 3)]-β-D-glucopyranosyl-(1 → 4)-2-*O*-acetyl-β-D-galactopyranoside	$R^1=S_{10}, R^2=R^3=H(25S)$	*P.sbiricum*
76	(25*R,S*)-Spirost-5-en-3β-ol 3-*O*-β-D-glucopyranosyl-(1 → 2)-β-D-glucopyranosyl-(1 → 4)-β-D-galactopyranoside	$R^1=S_5, R^2=R^3=H(25R,S)$	*P.sbiricum*
77	Kingianoside Z	$R^1=S_5$	*P.sbiricum*

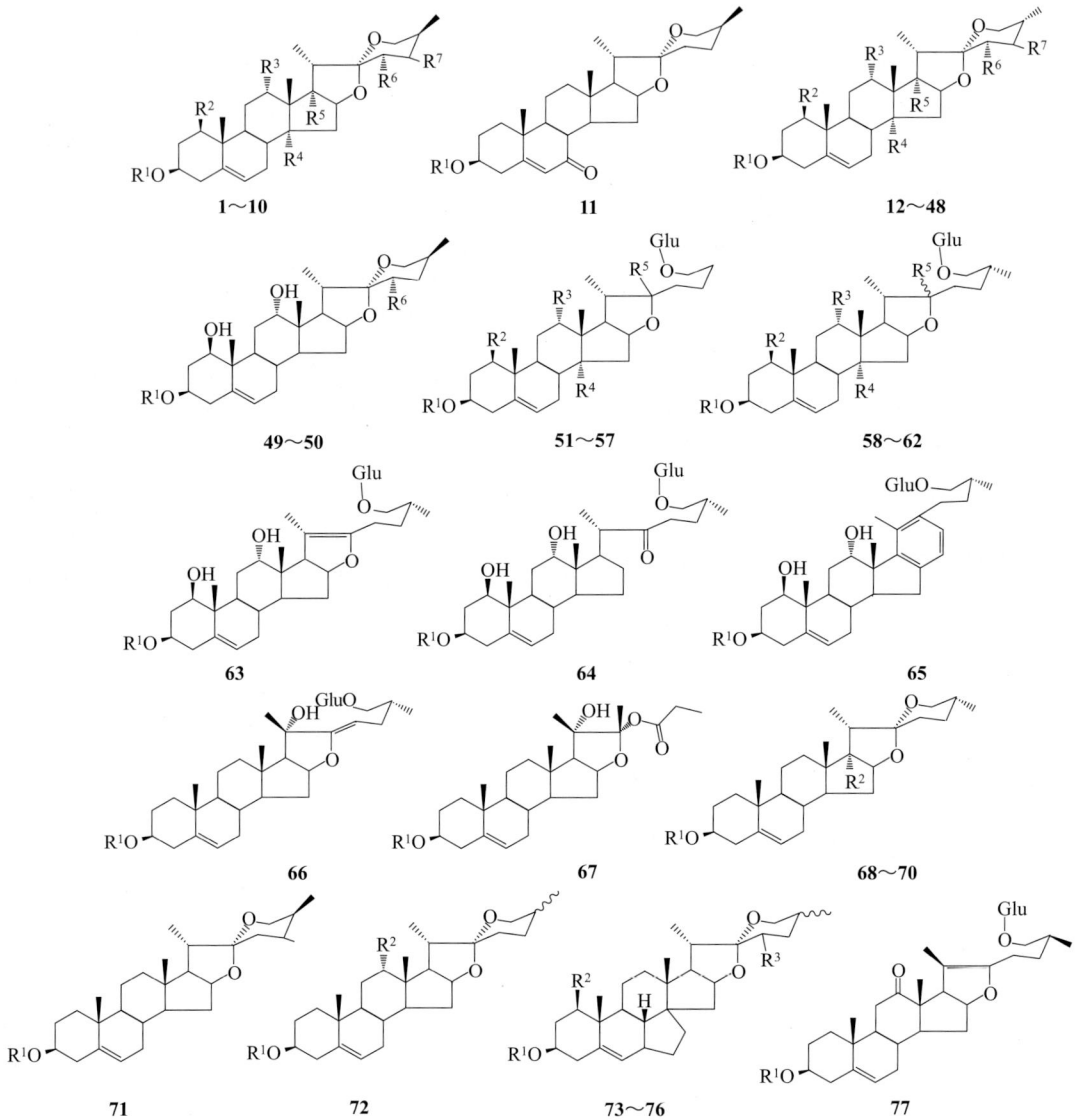

图 5-3　黄精内鉴定的 77 个甾体皂苷类结构

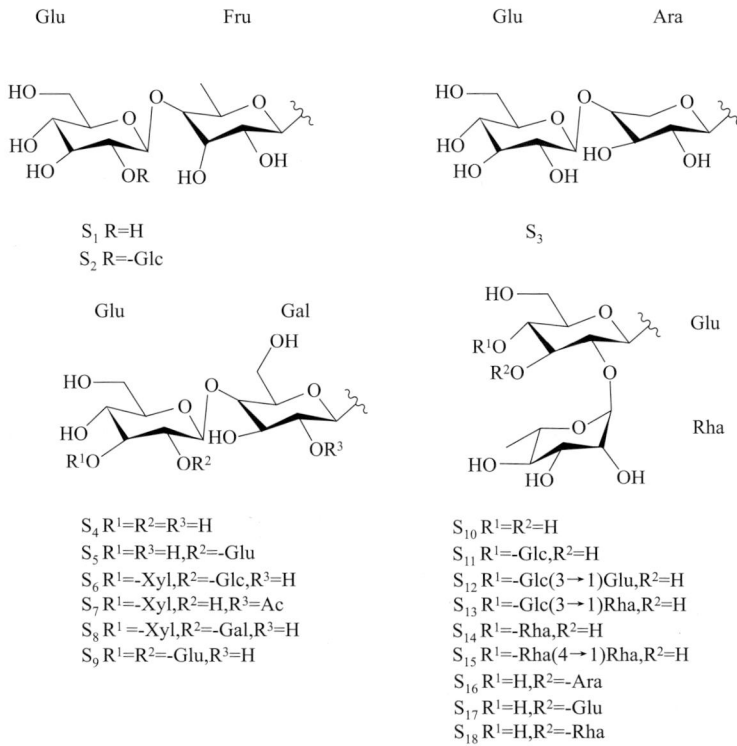

Glu Fru Glu Ara

S₁ R=H

S₂ R=-Glc

S₃

Glu Gal

S₄ R¹=R²=R³=H

S₅ R¹=R³=H,R²=-Glu

S₆ R¹=-Xyl,R²=-Glc,R³=H

S₇ R¹=-Xyl,R²=H,R³=Ac

S₈ R¹=-Xyl,R²=-Gal,R³=H

S₉ R¹=R²=-Glu,R³=H

Glu

Rha

S₁₀ R¹=R²=H

S₁₁ R¹=-Glc,R²=H

S₁₂ R¹=-Glc(3→1)Glu,R²=H

S₁₃ R¹=-Glc(3→1)Rha,R²=H

S₁₄ R¹=-Rha,R²=H

S₁₅ R¹=-Rha(4→1)Rha,R²=H

S₁₆ R¹=H,R²=-Ara

S₁₇ R¹=H,R²=-Glu

S₁₈ R¹=H,R²=-Rha

图 5-4　甾体皂苷类的糖基团

利用乙醇和甲醇提取法共从黄精、滇黄精内分离提取出 12 个三萜皂苷（**78 ～ 89**），（图 5-5、表 5-2）多花黄精内未分离出三萜皂苷。三萜皂苷内的糖基主要是 Glu、Rha、Ara。

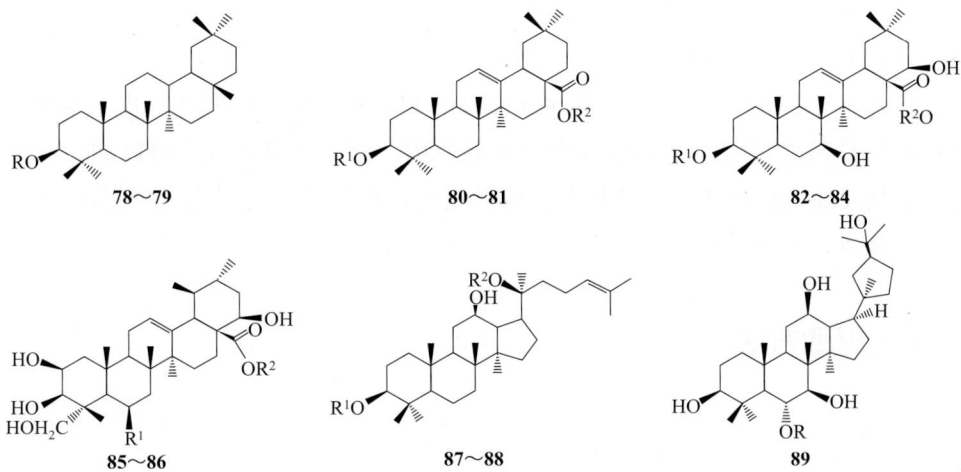

78～79 **80～81** **82～84**

85～86 **87～88** **89**

图 5-5　黄精内提取的三萜皂苷

表 5-2 黄精根茎内鉴定的三萜皂苷

编号	成分名称	取代基	来源
78	3β-Hydroxy-(3 → 1)glucose-(4 → 1)glucose-oleanane	R=-Glu(4 → 1)Glu	*P.sbiricum*
79	3β-Hydroxy-(3 → 1)glucose-(2 → 1)glucose-oleanane acid	R=-Glu(2 → 1)Glu	*P.sbiricum*
80	3β-Hydroxy-(3 → 1)-glucose-(4 → 1)glucose-(28 → 1)arabinose-(2 → 1)arabinose-oleanolic acid	R=-Glu(2 → 1)Glu,R^2=H	*P.sbiricum*
81	3β,30β-Dihydroxy-(3 → 1)glucose-(2 → 1)glucose-oleanane	R^1=-Glu(4 → 1)Glu,R^2=-Ara(2 → 1)Ara	*P.sbiricum*
82	Polygonoide C	R^1=-Glu(4 → 1)Glu(2 → 1)Rha,R^2=H	*P.sbiricum*
83	Polygonoide D	R^1=-Glu(4 → 1)Glu(2 → 1)Rha,R^2=CH$_3$	*P.sbiricum*
84	Polygonoide E	R^1=-Glu [(2 → 1)Rha](4 → 1)Glu(3 → 1)Glu,R^2=-Glu(3 → 1)Glu(3 → 1)Glu	*P.sbiricum*
85	Asiaticoside	R^1=H,R^2=-Glu(6 → 1)Glu(4 → 1)Rha	*P.sbiricum*
86	Madecassoside	R^1=OH,R^2=-Glu(6 → 1)Glu(4 → 1)Rha	*P.sbiricum*
87	Ginsenoside-Rc	R^1=-Glu(2 → 1)Glu,R^2=-Glu(2 → 1)Ara	*P.kingianum*
88	Ginsenoside Rb$_1$	R^1=-Glu(2 → 1)Glu,R^2=-Glu(6 → 1)Glu	*P.kingianum*
89	Pseudo-ginsenoside F$_{11}$	R=-Glu(2 → 1)Rha	*P.kingianum*

二、皂苷类功能

黄精皂苷具有抗炎、抗肿瘤以及抗抑郁等药理作用。李等的研究结果显示，黄精皂苷可以抑制脂多糖刺激的 RAW264.7 细胞产生的炎症，其作用机制可能与抑制 NF-κB、MAPKs 信号通路有关。黄精皂苷中的薯蓣皂苷元对人表皮癌细胞抑制活性与多柔比星相当，这表明黄精皂苷可能具有抗癌作用。王等采用体内抗肿瘤方法对小鼠进行实验，结果表明不同浓度下薯蓣皂苷元对小鼠体内的肉瘤 -180、腹水型肝癌、小鼠宫颈癌 -14 均有明显的效果，薯蓣皂苷口服给药时，在肠道内被肠内菌代谢，主要吸收入血液的代谢产物为薯蓣皂苷元，因此推测薯蓣皂苷元是抗肿瘤的有效成分。在胡等的研究中，黄精皂苷可以调节慢性应激抑郁模型大鼠 5-HT1AR/β-arrestin2/Akt 信号通路的表达，提示 5-HT1AR 介导的信号通路异常变化可能是抑郁发生的重要原因，因此黄精上调 5-HT1AR 介导的信号通路可能是其发挥抗抑郁作用主要机制。除此之外，黄精皂苷还具有改善记忆力、调节心脑血管以及抑菌等生物活性。

三、皂苷类提取方法

1. 浸渍法

黄精切片并装入渗漉桶中，95% 乙醇室温浸泡，每 24h 收集提取液 1 次，减压浓缩，向渗漉桶中再加入新乙醇，共循环 6 次。减压浓缩得到浸膏，将乙醇提取浸膏悬浮于水，依次用石油醚、乙酸乙酯、正丁醇进行萃取。正丁醇萃取液减压浓缩得总甾体皂苷。

2. 加热回流法提取

在 55 ～ 60℃条件下低温干燥，以 75% 乙醇作为提取剂，加热回流 360min 后，用有机溶剂萃取。虽然耗时长，但提取量相对稳定。量少时可采用 95% 乙醇回流提取 3 次，每次 2h，减压回收乙醇得浸膏，分别用石油醚、乙酸乙酯、正丁醇萃取，回收溶剂得石油醚浸膏、乙酸乙酯浸膏、正丁醇浸膏，即总皂苷。

3. 超声波法提取

在 55 ～ 60℃下进行黄精块茎干燥，以 75% 的乙醇为提取剂，超声 180min 后，用有机溶剂萃取。在没有发酵罐的情况下，超声波法提取效果最好，提取量稳定，是提取黄精总皂苷的首选方法。

第 3 节　凝集素类

在多花黄精根茎中发现了凝集素，命名为 *P.cyrtonema* lectin（PCL），是 *Galanthus nivalis* 刺激相关的二聚化甘露糖 / 唾液酸结合的凝集素，对小鼠纤维肉瘤细胞 L929 和人黑色素瘤细胞 A375 等肿瘤细胞有明显的抗增殖作用。PCL 的亲水口袋内含有 3 个碳水化合物结合位点 CBS Ⅰ、CBS Ⅱ、CBS Ⅲ。CBS Ⅰ 和 CBS Ⅲ 之间的二硫键在凝集素结合甘露糖时作用巨大，CBS Ⅱ 负责维持三维结构并对凝集素的抗癌活性有影响。不含配体的 PCL、与单甘露糖结合的 PCL 复合物、与 α-1-3 化合键相连的二甘露糖复合物结合的 PCL 等三种晶体结构都已经解析出来。二聚化的不含配体的 PCL 亚基，采用 β-prism Ⅱ 折叠方式，通过二价模式与甘露糖结合。CBS Ⅰ 和 CBS Ⅲ 采用保守的甘露糖结合基序 QXDXNXVXY（X 指任何一个氨基酸残基），CBS Ⅱ 采用修饰后的基序（Gln58 → His58、Asp60 → Asn60）。在 PCL 和甘露糖结合的复合物内，CBS Ⅰ 为 α-1-3 连接的二聚化甘露糖提供了专一性，CBS Ⅱ 和 CBS Ⅲ 位点被有序的硫酸根占据着，共同形成了螺旋形晶格结构。然而，PCL 的大规模分离纯化技术还不成熟。大肠埃希菌表达系统产生了重组的 PCL 蛋白，晶体质量得到了提高，也可以作为潜在的抗病毒、抗肿瘤细胞的药物进行开发和产业化。

第 4 节　黄酮类

黄精属植物中黄酮类化合物大多是从根茎中分离得到，如牡荆素木糖苷、牡荆素木糖苷Ⅱ、异甘草酸、牡荆素、皂草黄苷、麦冬黄烷酮 B、鸢尾苷、山柰酚、杨梅素、（6R，9R）- 长寿花糖苷、鹅掌楸苷，化学结构由亚型母核结构和侧链基团组成。

根据亚型母核结构的差异，可将黄精内提取的黄酮类物质分为高异黄酮类（homoiso flavones）、异黄酮类（isoflavones）、黄酮类（flavones）、查耳酮类（chalcones）、二氢黄酮类（dihydroflavones）、紫檀烷类 6 种。对于 8 个高异黄酮类化合物，**90～95** 是从黄精根茎中提取的，化合物 **96** 和化合物 **97** 分别是从滇黄精和多花黄精的根茎体中分离的。3 个异黄酮类化合物（**98**，**100～101**）是从滇黄精根茎分离出的，化合物 **99** 是从黄精根茎分离出来的。查耳酮类（**102～103**）、二氢黄酮类（**104～105**）、紫檀烷类（**106**）均是从滇黄精分离出来的。3 个黄酮类（**107～109**）是从黄精的根茎中分离出来的（图 5-6、表 5-3）。

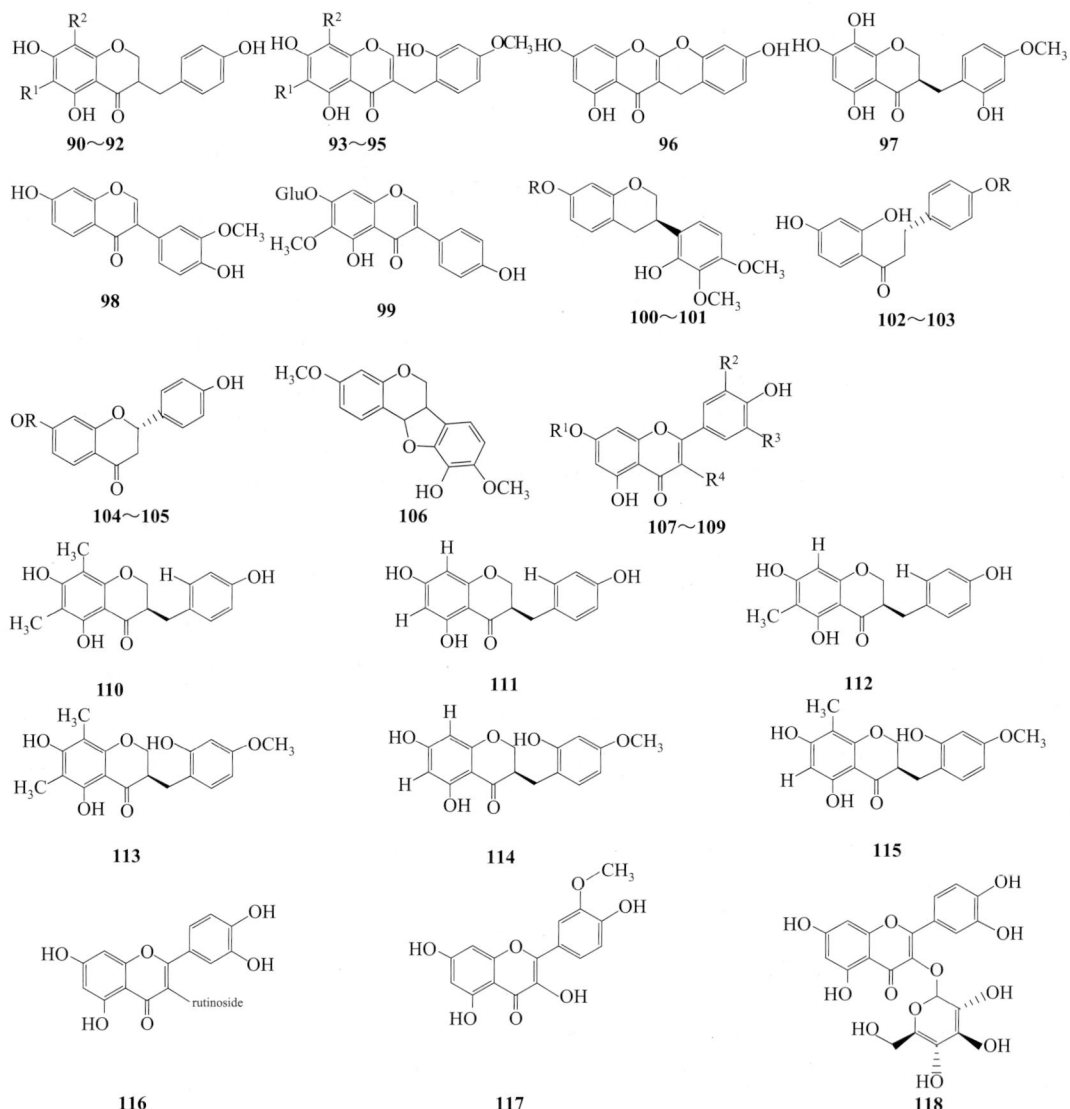

图 5-6　黄精类分离出来的黄酮类化合物

rutinoside 为芸香糖苷

表 5-3 黄精根茎出来的黄酮类物质

编号	成分名称	取代基	来源
高异黄酮类			
90	6,8-Dimethyl-5,7,4′-trihydroxy-homoisoflavanone	$R^1=R^2=CH_3$	P.sibiricum
91	5,7,4′-Trihydroxy-homoisoflavanone	$R^1=R^2=H$	P.sibiricum
92	6-Ethyl5,7,4′-Trihydroxy-homoisoflavanone	$R^1=CH_3,R^2=H$	P.sibiricum
93	6,8-Dimethyl-4′-methoxy-5,7,2′-trihydroxy-homoisoflavanone	$R^1=R^2=CH_3$	P.sibiricum
94	4′-Methyl-2′,5,7-trihydroxy-homoisoflavanone	$R^1=R^2=H$	P.sibiricum
95	4′-Methoxyl-8-methyl-5,7,2′-trihydroxy-homoisoflavanone	$R^1=CH_3,R^2=H$	P.sibiricum
96	Disporopsin	—	P.kingianum
97	（3R）-5,7-Dihydroxy-8-methoxyl-3-（2′-hydroxy-4′-methoxybenzyl）-chroman-4-one	—	P.cyrtonema
异黄酮类			
98	7,4′-Dihydroxy-3′-methoxyisoflavone	—	P.kingianum
99	Tectoridin		P.sibiricum
100	7,2′-Dihydroxy-3′,4′-dimethoxyisoflavanoside	R=-Glc	P.kingianum
101	7,2′-Dihydroxy-3′,4′-dimethoxyisoflavane	R=H	P.kingianum
查耳酮类			
102	Isoliquiritigenin	R=H	P.kingianum
103	Neoisoliquiritigenin	R=-Glu	P.kingianum
二氢黄酮类			
104	Liquiritin	R=-Glu	P.kingianum
105	Liquiritigenin	R=H	P.kingianum
紫檀烷类			
106	（6aR,11aR）-3,9-Dimethoxy-10-hydroxy-pterane	—	P.kingianum
黄酮类			
107	Apigenin-7-O-β-D-glucoside	$R^1=$-Glu, $R^2=R^3=R^4=H$	P.sibiricum
108	Kaempferol	$R^1=R^2=R^3=H$, $R^4=OH$	P.sibiricum
109	Myricetin	$R^1=H$, $R^2=R^3=R^4=OH$	P.sibiricum

　　此外，6 个高异黄酮类（**110 ～ 115**）是 70% 的乙醇溶液从黄精根茎中提取出来的，可以用于胰岛素的增敏剂。化合物芦丁（rutin）（**116**）、异鼠李素（isorhamnetin）（**117**）、丁香素 -3-O- 糖苷（**118**）均显示出乙酰胆碱酯酶抑制活性、抗炎活性、神经保护作用（图 5-6、表 5-3）。黄酮类物质具有调节抗生素耐药性进而显示出显著的抗微生物活性。芦丁具有抗蛇毒活性，儿茶素具有典型的镇痛特征。山奈酚可以减轻神经性病痛。金雀异黄素具有抗癌活性，异鼠李素具有减缓慢性阻塞性肺疾病的功效。原花青素能够延缓糖尿病引发的神经病变。

黄精黄酮具有抗疲劳等作用，可促进癌细胞凋亡。杨等研究表明，大鼠肝组织中肝谷胱甘肽过氧化物酶（GSH-Px）活性均显著升高，而丙二醛（MDA）含量显著下降，黄精黄酮可在运动即刻时和运动恢复后，对机体由过度运动造成的脂质过氧化具有保护作用，可减轻自由基脂质过氧化损伤。通过对非小细胞肺癌 A549 细胞的体外试验，黄精中黄酮组分可以通过活化 B 细胞淋巴瘤 / 白血病 2 基因、细胞凋亡相关半胱氨酸肽酶 -3，诱导非小细胞肺癌细胞凋亡，与化疗药物发挥协同作用。除此之外，黄精黄酮还具有抗氧化、抗炎以及抗肿瘤等作用。

第 5 节　挥发性物质

多花黄精挥发油类有正癸烷（decane）、乳酸正丁酯（butyl lactate）、正十二烷（dodecane）、β- 榄香烯（β-elemene）、β- 石竹烯（β-caryophyllene）、β- 芹子烯（β-selinene）、α- 芹子烯（α-selinene）、1- 三十七烷醇（1-heptatriacotanol）、2,6- 二叔丁基对甲基苯酚（butyl hydroxytoluene）、邻苯二甲酸二丁酯（dibutyl phthalate）、环氧丁香烯 caryophyllene oxide）、2,4b- 二甲基 -8- 甲叉 -2- 乙烯基 -1,2,3,4,4a,4b,5,6,7,8,8a,9- 十二氢化菲、7,15- 二烯 -3- 酮 - 海松酸（pimara-7,15-dien-3-one）、正二十七烷（heptacosane）、邻苯二甲酸二异辛酯（diisooctyl phthalate）。

黄精中挥发油成分为丙酸环己甲酯、反 -（1,1- 二甲基乙基）-4, 反 - 甲氧基环己醇、3,3- 二甲基辛烷、β- 乙烯基苯乙醇、1,3- 二乙基苯、蓝烃、1,3- 二乙基 -5- 甲基苯、1,2,3- 三甲基苯、1- 甲基 -3- 丙基苯、棕榈酸、1- 乙基 -2,3- 二甲基苯、1- 甲基 -3-(1- 甲基乙基) 苯、4- 乙基 -1,2- 二甲基苯、2,2,6- 三甲基辛烷、1- 乙基 -2,4- 二甲基苯、2- 烯丙基苯酚、1- 乙基 -3,5- 二甲基苯、1-(1,1- 二甲基乙氧基)-2,2- 二甲基丙烷、1,4- 二乙基苯、α- 甲基 - 苯乙醛、1- 甲基 -2-(2- 丙烯基) 苯、2- 乙基 -1,4- 二甲基苯、对丙烯基茴香醚、二环 [4.4.1] 十一碳 -1,3,5,7,9- 五烯、苯并环庚三烯、十八碳二烯酸甲酯等。

玉竹根茎中的挥发油主要是棕榈酸甘油酯、(24R/S)-9,19- 环阿尔廷 -25- 烯 -3β,24- 二醇、二十八碳酸、棕榈酸甲酯、(Z)-6- 十九碳烯酸等。

长梗黄精中挥发油成分为 1,2- 二戊基环丙烯 (1,2-dipentylcyclopropene)、十四烷（tetradecane）、氧化石竹烯（caryophyllene oxide）、环氧石竹烯（caryophyllene）、十九烷（nonadecane）、十五烷（pentadecane）、顺, 反 - 橙花叔醇（$cis, trans$-nerolidol）、[S-(Z,E)]-1,5- 二甲基 -8-(1- 甲基乙烯基)-1,5- 环癸二烯、戊二酸二丁酯、十六烷（hexadecane）、十八烷（octadecane）、二十烷（eicosane）、二十七烷（heptacosane）、己二酸二异丁酯、邻苯二甲酸二丁酯（dibutyl phthalate）、1,2- 邻苯二甲酸二异

辛酯。

第 6 节 其他化合物

在 *Lactiplantibacillus plantarum* 发酵的黄精根茎内，活性物质主要参与 ABC 转运器、氨基酸生物合成途径。在发酵过程中，L- 精氨酸、亮氨酸、L- 赖氨酸、L- 天门冬氨酸、柠檬酸、肉碱、肌苷、甜菜碱、硫胺素的含量显著上升，并增强了黄精的香味。与厌氧发酵相比，有氧发酵条件能够极大提高支链氨基酸转氨酶、异柠檬酸脱氢酶和谷氨酸脱氢酶的活性，最终导致缬氨酸、异亮氨酸、谷氨酸含量的升高。

木脂素类主要有丁香脂素、(+)- 丁香脂素 -*O*-β-D- 吡喃葡萄糖苷、紫丁香树脂苷、松脂素 -*O*-β-D- 吡喃葡萄糖基 (1 → 6)-β-D- 吡喃葡萄糖苷等。黄精属植物中还含有吡喃酮、短链脂肪酸、酚酸、萜苷、甾醇、蛋白质、5- 羟甲基糠醛、琥珀酸、黄精凝集素 II、β- 谷甾醇硬脂酸酯、甲基 -α-D- 呋喃果糖苷、正丁基 -β-D- 吡喃果糖苷、正丁基 -β-D- 呋喃果糖苷和正丁基 -α-D- 呋喃果糖苷等化合物。

在黄精根茎内，生物碱、蒽酮、植物甾醇的含量相对比较低。从黄精根茎分离出 2 个生物碱：polygonatine A（**119**，3-hydroxymethyl-5,6,7,8-tetrahydroindolizin-8-one）和 polygonatine B（**120**，3-ethoxymethyl-5,6,7,8-tetrahydroindolizin-8-one）。黄精根茎内也提取出了腺苷。采用 70% 的乙醇溶液从九蒸九晒多花黄精根茎内提取了 polygonatines N1 ～ N7（**121** ～ **127**）。Kinganone（**128**）、3-ethoxymethyl-5,6,7,8-tetrahydro-8-indolizinone（**129**）、isomucronulatol（**130**）均是从滇黄精的根茎中提取出来的。Oleamide（**131**）、glyceryl monolinoleate（**132**）是通过水溶液从黄精根茎中提取出来的，具有促进睡眠的功效，可以将啮齿类动物模型的睡眠延迟时间推迟 29%（2.7min），将睡眠持续时间延迟 70%（68.4min），睡眠辅助效果可能与 GABAA-R2 和 5- 羟色胺受体 1A（5-HT1A）含量的上调有关。在患有阿尔茨海默病的转基因小鼠内，cafestol（**133**）通过减少 β 淀粉样蛋白斑点、降低炎症因子的水平、提高抗氧剂的含量而显示出明显的乙酰胆碱酯酶抑制活性、抗炎活性、神经保护活性（图 5-7）。

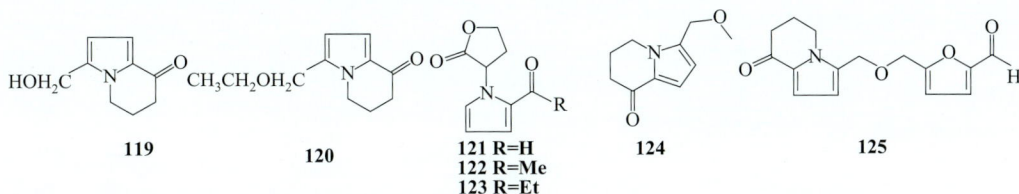

119   **120**   **121** R=H
                      122 R=Me
                      123 R=Et   **124**   **125**

图 5-7

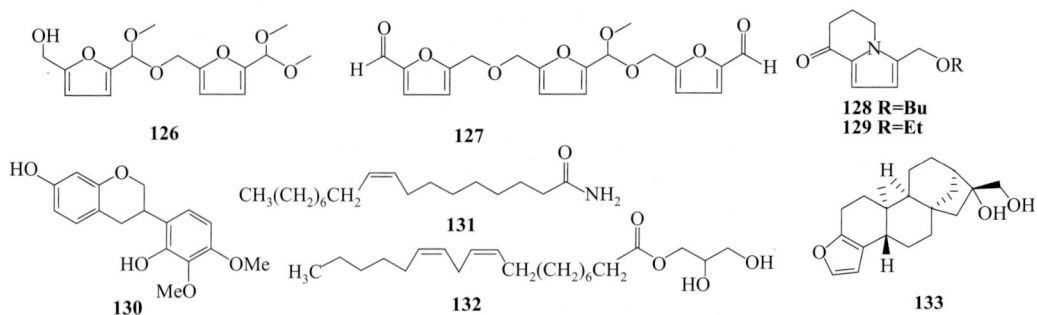

图 5-7 黄精内分离鉴定的其他活性化合物

第 6 章

黄精的功能研究

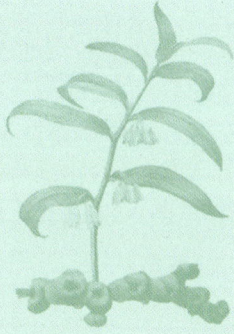

作为中国传统中药，黄精始载于晋代《名医别录》，并被列为上品。之后历代医药典籍对黄精的功效均有记载。《中国药典》（2020 年版）中记载"黄精甘、平。归脾、肺、肾经。补气养阴，健脾，润肺，益肾"。在传统中医药治疗中，黄精具有抗氧化、抗炎、抗疲劳、延缓衰老、降血糖、调节免疫力、抗癌、改善记忆力、抗菌等活性，在改善糖尿病、血脂代谢、贫血和免疫力低下等症状中都有显著的效果，因此被广泛应用于治疗流感发热、乳腺炎、头晕、咳嗽、疲劳、虚弱、糖尿病、性功能障碍、消化不良、食欲不振、背痛、肺病。

第 1 节 免疫调节活性

黄精内提取的活性物质可以活化免疫系统，提高免疫细胞的功能，促进抗体合成和分泌。黄精的生品、酒制品均能提高小鼠的非特异性免疫功能，其中酒制品的作用较强。黄精多糖可以通过增强 T 细胞、B 细胞的增殖反应和腹腔巨噬细胞的吞噬能力发挥免疫调节作用。

在环磷酰胺诱导的免疫抑制小鼠体内，灌胃给予黄精多糖后，胸腺指数、脾脏指数、胸腺细胞协同刀豆蛋白刺激指数和脾细胞协同刀豆蛋白刺激指数显著增加，并呈现良好的剂量正相关性。在免疫抑制的小鼠模型中，黄精多糖加速了脾脏和胸腺的恢复指数，增强了 T 细胞和 B 细胞的扩增，提高了腹膜巨噬细胞的吞噬作用，恢复了体重，提高了血内红细胞的含量，增强了脾细胞的增殖反应，提高了 $CD4^+/CD8^+$ 的比例，加强了自然杀伤细胞的活性，恢复了血清和脾脏淋巴细胞内免疫因子的表达水平。在免疫抑制的小鸡中，黄精多糖提高了日增重和血清白蛋白含量，加速了免疫器官指数的恢复，改善了外周血 T 淋巴细胞的增殖，促进了免疫器官细胞进入 S 期和 G2/M 期，刺激了血清免疫球蛋白和抗氧化指数，上调了免疫因子的表达，并抑制了脾脏、胸腺和法氏囊的细胞凋亡。

多花黄精和滇黄精中的酸性多糖能降低细胞中抗炎因子 IL-6 的 mRNA 表达，且滇黄精酸性多糖效果更佳。在炎症小鼠模型中，富含多糖和多酚类物质的黄精水提取物（100 ~ 400mg/kg），可以显著降低髓过氧化物酶活性，并显著抑制诱导型一氧化氮合酶（iNOS）、环氧合酶 -2（COX-2）、肿瘤坏死因子（TNF）-α、白细胞介素（IL）-1β 和 IL-6 的表达水平，显示出明显的抗炎作用。用短乳杆菌 YM 1301（FPS）发酵的黄精根茎通过抑制糖尿病 C57BL/6 小鼠白色脂肪组织中 IL6、IL-1β、TNF-α 和转化生长因子（TGF）-β 的表达，发挥了显著的抗炎作用。在胰岛素抵抗（IR）3T3L1 脂肪细胞中，热水提取的黄精多糖（50 ~ 250μg/mL）可以减轻炎症细胞因子（IL-1β、IL-6 和 TNF-α）的分泌，并通过增强核转录因子红系 2 相关因子 2（Nrf2）、HO-1 和葡萄糖转运蛋白 4 基因的表达来促进 Glu 的摄取。蒸晒提取的 PCP 和天然黄精提取的 PCP 都对 NO 的产生和吞噬作用具有免疫刺激作用。从多花黄精内提取的 1,4- 二糠基 -2,3- 二羟基 -1,4- 丁二酮对 NO 的产生有显著的抑制作用。在腹膜炎的小鼠中，多花黄精低聚果糖（1.0mg/mL）显著降低了血清中促炎细胞因子的水平，提高了小鼠存活率，减少了肺组织中炎症单核细胞的积聚（图 6-1）。

在小鼠腹腔巨噬细胞 RAW264.7 内，黄精皂苷通过抑制 NF-κB/MAPKs 信号通路来发挥体外抗炎作用。不同质量浓度的黄精皂苷能抑制 TNF-α 的释放和 NO 的产生，对 iNOS、COX-2、p-IKKα/β、p-p65、p-IκBα、p-p38、p-ERK、p-JNK 蛋白表达也有抑制作用。原薯蓣皂苷甲酯（MPD）可以抑制 A549 细胞中 JNK 和 c-JUN 的激活，抑制白细胞介素（IL）-6、IL-8 和 TNF-α 的水平。在巨噬细胞中，黄精多糖可以调节促炎细胞因子 TNF-α、IL-12、IL-1β、NO 的分泌水平，降低精氨酸酶 -1 和 TGF-β 的表达水平，提高吞噬活性。黄精多糖（25 ～ 800μg/mL）通过升高 M1 细胞的特征表面分子 CD86 和介导宿主防御微生物感染和肿瘤，从而剂量依赖性地调节细胞极化。黄精多糖能减少 M2 细胞的表面分子 CD206 的表达，并介导宿主免疫耐受，抑制肿瘤进展（图 6-1）。

黄精多糖和甾体皂苷均剂量依赖性地刺激中性粒细胞吞噬作用，诱导树突状细胞形态变化，引起 IKB-α 的降解，促使 NF-κB-p65 易位进入细胞核，并增加免疫相关因子的产生。十六烷基三甲基溴化铵（CTAB）修饰的 PSP 晶体（10 ～ 20μg/mL）可显著增强淋巴细胞活力。黄精多糖可以通过 Toll 样受体（TLR）4/NF-κB 信号通路调节小鼠、斑马鱼的免疫调节功能。200μg/mL 纯化黄精多糖可以促进斑马鱼中性粒细胞增长 93.9%。黄精根状茎甾体皂苷中富含原薯蓣皂苷甲酯（methyl protodiooscin，MPD），MPD 通过调节肠道免疫改善肠黏膜炎症，增强肠道屏障分化，治疗慢性肠道炎症性疾病。

黏液糖蛋白在有效清除肺炎症细胞、病原微生物、细胞碎片和吸入颗粒的黏液纤毛中起着关键作用。山奈酚是从黄精内提取的黄酮类化合物，通过 IκBα-NF-κB-p65 和 p38-p44/42-Sp1 信号通路调节人呼吸道上皮 NCI-H292 细胞中气道 MUC5AC 黏蛋白基因的表达。在佛波醇 12 肉豆蔻酸酯 13 乙酸酯 NF-κB 信号通路中，山奈酚通过抑制 IκBα 和 NF-κB-p65 核转位的降解来抑制 MUC5AC 黏蛋白的表达。在表皮生长因子诱导的 MAPK 信号通路中，山奈酚通过调节表皮生长因子受体 p38 MAPK、细胞外信号调节激酶（ERK）1/2（p44/42）的磷酸化以及特异性蛋白 -1 的核表达来抑制 MUC5AC 黏蛋白的表达。黄精多糖能显著提高脾脏指数和胸腺指数，增加 IL-2、干扰素（IFN）-γ、免疫球蛋白（Ig）A 和 IgM 的表达，改善肠道菌群失衡，增加肠道短链脂肪酸 SCFAs 的含量，并提高免疫抑制小鼠的 $CD4^+/CD8^+$ 比率。

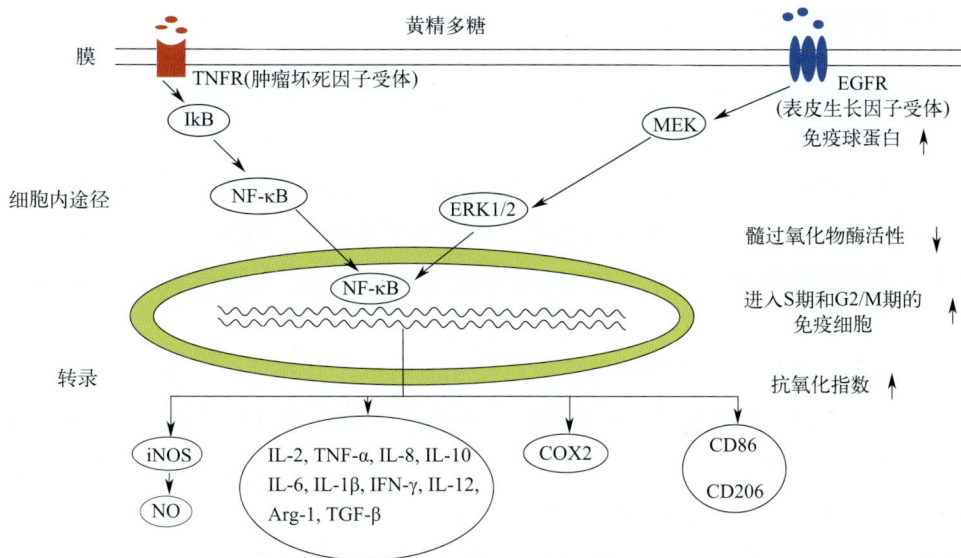

膜　　　　　　　　　　　　黄精多糖

TNFR(肿瘤坏死因子受体)

EGFR
(表皮生长因子受体)
免疫球蛋白 ↑

IkB

MEK

细胞内途径　　　NF-κB

ERK1/2

髓过氧化物酶活性 ↓

NF-κB

进入S期和G2/M期的
免疫细胞 ↑

转录　　　　　　　　　　　　　　　　　　　　　抗氧化指数 ↑

iNOS

IL-2, TNF-α, IL-8, IL-10
IL-6, IL-1β, IFN-γ, IL-12,
Arg-1, TGF-β

COX2

CD86

CD206

NO

图 6-1　黄精免疫调节机制

引自 Molecules，2023，28：1350.

第 2 节　代谢调节活性

在高脂饮食喂养的小鼠模型中，黄精根状茎的乙醇提取物（每天 250mg/kg，持续 10 周）可显著降低体重增加（37.5%）、脂肪组织中的脂质积聚（52.8%）、血浆三酰甘油水平（26.4%）、游离脂肪酸水平（28.1%），改善胰岛素抵抗，通过 sirtuin-1 和过氧化物酶体增殖物激活受体 γ（PPAR-γ）共激活物 -1α 途径改善肥胖状况。

一、糖代谢调节

肝脏是葡萄糖代谢和调节血糖浓度的主要器官之一，通过磷酸戊糖途径、糖异生途径等维持机体内血糖浓度稳定。黄精通过降低肝细胞内环磷酸腺苷（cAMP）的含量，激活 PI3K-Akt-GSK-3β-GSY 信号通路，阻碍了磷酸化酶激活及糖原合成酶失活，导致糖原合成加速、糖原分解减慢，激活 PI3K/Akt 通路信号来改善肝脏胰岛素抵抗，从而有效调节糖代谢。在黄精糖代谢调节过程中，TNF-α 和 IL-6 是主要被调控的信号因子。

口服黄精水溶性提取物（每天 120mg/kg，30 天）可显著降低空腹血糖（FBG）含量，提高胰岛素水平，使受损的抗氧化状态正常化，并以剂量依赖的方式降低血清肌酐 [（0.83±0.21）mg/dL] 和血清尿素 [（43.26±1.42）mg/dL] 水平。

1. 降低胰岛素抵抗和增加胰岛素分泌

胰岛素抵抗（insulin resistance，IR）是肝脏、肌肉和脂肪组织等胰岛素作用的靶器官对胰岛素的敏感性较正常降低，从而阻碍了胰岛素发挥正常降糖效应的病理状态。胰岛素抵抗参与了葡萄糖耐量异常、2 型糖尿病（T2DM）、脂代谢紊乱、动脉粥样硬化等，因此改善胰岛素抵抗是临床治疗的难点与重点。胰岛素受体底物（IRS）家族是胰岛素通路的关键物质，黄精多糖能使胰岛素受体 IRS-2 表达量明显增加，从而改善高血糖引起的胰岛素抵抗。

黄精多糖可显著降低实验性糖尿病鼠血糖和血清糖化血红蛋白浓度，并明显升高血浆胰岛素、C 肽、胰高血糖素样肽 -1（GLP-1）的水平。陈瑶等研究发现，黄精对 T2DM 大鼠体内胰岛素抵抗有明显的改善作用，经过 6 周的中药干预后，糖尿病大鼠体内胰岛素抵抗指数（HOME-IRI）下降了 63.5%，基本接近正常大鼠的水平。黄精干预后，血清与肝脏内 TNF-α 水平较模型组分别降低了 34.1% 和 15.16%，通过修复受损的胰岛素信号通路来减轻 IR 状态，改善糖脂代谢紊乱。

2. 调节葡萄糖转运蛋白的表达

葡萄糖被吸收进入血液后，依赖葡萄糖转运体进入细胞。目前已发现有 5 种葡萄糖转运体（GLUT-1、GLUT-2、GLUT-3、GLUT-4、GLUT-5），它们在不同的组织细胞中发挥作用。GLUT-4 仅存在于胰岛素敏感的骨骼肌、心肌和脂肪组织，是细胞膜上葡萄糖向细胞内转移的跨膜转运蛋白，可以促进葡萄糖转运到对胰岛素敏感的组织进行细胞内利用，从而维持细胞的正常生理功能，与外周组织对葡萄糖的摄取和利用密切相关。糖尿病大鼠体内，肌肉组织 GLUT-4 减少，导致葡萄糖进入细胞内代谢障碍，血糖升高。

3. 抑制 α- 葡萄糖苷酶活性

人体中的 α- 葡萄糖苷酶能促进多糖水解成葡萄糖，因此抑制 α- 葡萄糖苷酶的活性可有效阻断 2 型糖尿病患者体内葡萄糖的含量。目前临床上通过阿卡波糖、伏格列波糖、米格列醇等抑制 α- 葡萄糖苷酶活性，从而治疗糖尿病。滇黄精提取物对 α- 葡萄糖苷酶有显著的抑制作用，滇黄精总皂苷抑制率为 84.2%，滇黄精生水提液抑制率为 27.7%。包瑞敏等的研究表明，3.0mg/mL 的黄精总皂苷对 α- 葡萄糖苷酶抑制率可达 74%，接近于阿卡波糖（0.5mg/mL）的 82%。当黄精总皂苷浓度为 2.0mg/mL 时，其对 α- 淀粉酶最高抑制率可达 82%，超过阿卡波糖（0.5mg/mL）的 80%。黄精醇提物对 α- 葡萄糖苷酶也有一定的抑制作用。

4. 糖代谢紊乱并发症的改善

黄精多糖能通过降低肝脏中超氧化物歧化酶（SOD）、GSH-Px 活性和 MDA 水平缓解机体氧化应激造成的糖代谢紊乱，进而改善机体血糖水平，起到预防糖尿病的作用。

二、脂类代谢调节

肝脏在脂质的代谢中也起着重要的作用。长期的高血糖与高血脂产生的糖脂毒性可能会损伤肝脏，肝脏损伤后更能加重代谢的紊乱。陈瑶等的研究发现，经 6 周的黄精饮食干预，糖尿病小鼠空腹血糖、总胆固醇、三酰甘油、低密度脂蛋白水平、动脉粥样硬化指数较模型组分别下降了 44.0%、17.6%、28.1%、19.8%、49.4%，高密度脂蛋白水平较模型组升高了 18.2%。在降脂效果上，黄精中药组与二甲双胍组在降脂效果上无明显统计学差异（$P > 0.05$），即降脂功效接近。

肝脏病理切片染色说明黄精可清除分解肝脏组织内多余的脂肪，具有良好的改善糖脂代谢的功效。动脉粥样硬化指数可以用来检测血管病变，黄精能降低糖尿病小鼠的动脉粥样硬化指数，明显延缓动脉硬化的发生，降低心脑血管疾病及糖尿病并发症的发生率。在动脉粥样硬化小鼠中，黄精多糖可以调节总胆固醇、低密度脂蛋白的含量，保护肝脏免受 H_2O_2 和脂多糖诱导的损伤和凋亡。黄精多糖降低血脂水平的能力与辛伐他汀组功效相近。在 Aβ25-35 诱导的 PC12 细胞中，黄精多糖通过加强 PI3K/Akt 信号通路下调肝脏中 IL-6 和 TNF-α 的表达量，具有抑制肝脏脂质氧化、防治高脂血症的作用。

三、改善肥胖状态

在高脂饮食诱导的肥胖小鼠中，黄精多糖（200 ～ 800mg/kg，持续 3 天）降低了体重、血脂、血糖、胰岛素、抵抗素、脂联素、肝脏重量和腹部脂肪重量。此外，黄精多糖还逆转了炎症因子（TNF-α、IL-6、IL-1β 和 iNOS）和脂质代谢基因的异常表达。特别是，黄精多糖通过激活腺苷酸活化蛋白激酶（AMPK）信号通路表现出降脂和抗炎作用。在动脉粥样硬化兔模型中，黄精多糖（每天 0.8 ～ 3.2mL/kg，持续 8 周）具有降血脂活性，可改善主动脉形态，有效减少泡沫细胞数量和内皮细胞损伤。在大鼠中，黄精粗多糖和水提取物通过有效改变肠道微生物的组成，以及调控脂质代谢 miRNA 表达缓解脂质代谢紊乱。

四、抗糖尿病

在糖尿病小鼠中，黄精的水溶性提取物（每天 120mg/kg，持续 30 天）通过调节血清胰岛素水平和血清及肝组织中 NO 含量，进而显著改善糖耐量，降低高血糖，并通过清除自由基恢复胰岛素功能，以剂量依赖的方式发挥抗脂质过氧化的保护作用，降低糖尿病并发症的发生率。从发酵黄精内提取的多糖 FPS 可以通过增加磷 Akt/Akt 的比例、增强 AMPK 的激活、抑制脂肪生成以及增强脂肪分解和脂肪酸氧化来改善肝脏和白色脂肪组织中的脂质积聚，从而预防葡萄糖不耐受和胰岛素抵抗。作为糖尿病和肥胖症的潜在治疗剂，FPS 可能比 PSP 更有前景，因为 FPS 在降低稳态模型评估胰岛素抵抗和糖化血红蛋白方面表现出更大的效力。FPS 在增强三酰甘油脂肪酶、肉毒碱棕榈酰转移酶 1、解偶联蛋白 1 的表达方面也显示出更大的优势。多花黄精的生品及九蒸品粗多糖可改善 1 型糖尿病模型小鼠的肝脏糖脂代谢功能并提高其抗氧化作用。

在高脂喂养诱导的糖尿病模型小鼠实验中，黄精多糖水溶液可降低其空腹血糖值，提高胰岛素受体表达，升高血浆胰岛素及 C 肽水平，并能抑制高血糖环境下的高氧化应激状态，下调胱天蛋白酶（caspase）-3 蛋白的表达而减少胰岛细胞凋亡，升高胰岛素水平来对抗对链脲佐菌素（STZ）诱导的糖尿病小鼠体内高血糖水平。在高糖 / 高胰岛素诱导的 T2DM 患者的 3T3-L1 脂肪细胞中，PSP（50 ～ 250μg/mL）可减少 IL-1β、IL-6 和 TNF-α 等炎症细胞因子的表达，并通过促进 Nrf2 和 HO-1 的表达促进葡萄糖摄取，缓解高血糖，减少氧化应激，进一步延缓糖尿病视网膜病变和白内障的进展。在糖尿病小鼠中，PKPs-1 可以通过激活磷酸肌醇 3- 激酶（PI3K）/Akt 信号通路改善胰岛素耐受，影响血脂代谢，并调节葡萄糖代谢，因为胰岛素受体底物 -1、PI3K 和蛋白激酶 B 的表达水平显著升高。口服 PKP 显著降低了 2 型糖尿病大鼠的 FBG 水平，同时增加了空腹胰岛素含量。

在雄性糖尿病小鼠体内，黄精皂苷可缓解多食和多饮症状，降低胰岛素分泌和 FBG 水平，增加肌醇和绿原酸水平，影响碳水化合物代谢和氨基酸代谢，提高高密度脂蛋白胆固醇水平，通过增加益生菌和减少有害细菌来调节肠道微生物群，降低血液三酰甘油、总胆固醇和低密度脂蛋白胆固醇（LDL-C）水平。在胰岛素抵抗的 HepG2 细胞中，黄精皂苷（3.07mg/g）可抑制 α- 淀粉酶和 α- 葡萄糖苷酶的活性，改善胰岛素抵抗状态，增加葡萄糖消耗和细胞内糖原含量，并增强己糖激酶和丙酮酸激酶的活性。在糖尿病大鼠中，滇黄精的皂苷（0.025g/kg 和 0.1mg/kg，连续 8 周）可通过上调胰岛素信号通路中葡萄糖转运蛋白 -4（GLUT-4）的表达和下调 G6P 的表达，增加肝脏中 AMPK 和葡萄糖激酶的表达，增强脂肪组织中 PPAR-γ 的表达，从而有效缓解高血糖和高脂血症。此外，滇黄精的皂苷提取物可促进外周组织的糖原生成和葡萄糖利用。在 T2DM 小鼠中，黄精皂苷（0.025 ～ 0.1g/kg，持续 56 天）可改善肝细胞损伤，减轻肝脏胰岛素抵抗，修复胰岛 β 细胞，使胰岛素正常发挥生物学作用，改善口服葡萄糖的耐受能力，促进肝糖原合成，增加高密度脂蛋白胆固醇含量，降低血糖和血脂水平（总三酰甘油、总胆固醇、低密度脂蛋白、丙氨酸氨基转移酶、天冬氨酸氨基转移酶等）。乙醇提取的黄精皂苷可以明显改善糖尿病小鼠模型的多饮多食症状和胰岛素抵抗的情况，降低血糖水平，提高肠道中益生菌的数量。

黄精内提取的多酚化合物可以通过抑制晚期糖基化终产物的形成来改善糖尿病并发症，在预防糖尿病并发症方面显示出潜在的药用价值。黄精内提取的紫丁香脂醇二 -O-β-D- 葡萄糖苷（SOG），连续 2 周喂养（25 ～ 75mg/kg），可显著下调总胆固醇、三酰甘油、LDL-C、极低密度脂蛋白胆固醇、游离脂肪酸、丙二醛、SOD、过氧化氢酶（CAT）、天冬氨酸氨基转移酶、丙氨酸氨基转移酶、碱性磷酸酶（ALP）水平，以及肾脏胆固醇和三酰甘油水平。在糖尿病小鼠中，SOG 还能下调硝基酪氨酸和 TGF-β1 的表达。然而，SOG 也提高了肾脏总蛋白和总抗氧化水平。黄精内提取的高异黄酮类（50μg/mL）可降低 α-D-葡萄糖苷酶活性，抑制葡萄糖的吸收，从而减缓糖尿病症状。

由黄精、地黄、丹参、葛根、五味子和甘草组成的新草药配方（每天 300mg/kg，连续 4 周）可显著降低糖尿病小鼠的血糖水平，减少食物和水的摄入，增加血浆胰岛素水平和胰腺胰岛素免疫反应细胞的数量，降低 TBARS 水平，增加肌肉 GLUT-4 的 mRNA 表达水平，增加肝脏抗氧化酶（SOD、CAT 和 GPx）的活性，并显著增加糖尿病大鼠的体重。在 T2DM 小鼠模型中，黄精和党参水提取物（PRCR，每天 2.5 ～ 10g/kg，持续 4 周）主要通过上调 IRS1/PI3K/Akt 信号通路和抑制 IRS1 磷酸化来改善脂质代谢紊乱，降低总胆固醇、丙氨酸氨基转移酶、三酰甘油、天冬氨酸氨基转移酶水平，修复受损的肝和胰腺组织，降低胰岛素抵抗。

第 3 节　肿瘤细胞抑制活性

黄精对多种肿瘤细胞有缓解和治疗作用。现代研究表明，黄精抗肿瘤和抗癌机制主要体现在抑制肿瘤细胞增殖、促进肿瘤细胞凋亡、抑制肿瘤细胞转移和调节肿瘤微环境等方面。黄精组成的肺积方（灵芝、黄精、百合、南沙参、党参、麦冬、玉竹、石斛、陈皮、薏苡仁、丹参、牡丹皮、白花蛇舌草、山慈菇、茯苓、黄芪、炙甘草配伍），可以益气养阴，解毒，用于各型肺癌的治疗。

在肺癌细胞 A549 内，黄精中提取纯化的同型异黄酮可抑制细胞周期 G2/M 期的增殖和阻滞，该过程可能与线粒体介导的细胞凋亡和 p38 丝裂原活化蛋白激酶（MAPK）有关。用醇从黄精根茎纯化的同源异黄烷酮，通过调节线粒体半胱氨酸天冬氨酸蛋白酶依赖性和内质网应激信号通路，激活 p38/p53 信号通路，导致 G2/M 期阻滞，诱导 A549 细胞凋亡，剂量依赖性地诱导非小细胞肺癌细胞的凋亡。在肺癌小鼠中，黄精多糖（200μg/mL）通过 TLR4-MAPK/NF-κB 信号通路发挥抗癌作用，并提高 NO 和细胞因子水平。

PCL 可通过激活 caspase 依赖性和线粒体活性氧（ROS）-p38-p53 途径，以及阻断 Ras-

Raf 和 PI3K-Akt 途径，显著抑制 HeLa、MCF-7、人黑色素瘤 A375 和 L929 等肿瘤细胞的生长。PCL 可能以甘露糖特异性的方式与细胞表面结合，然后内化并主要积聚在线粒体上。在 A375 细胞中，PCL 处理（12～48μg/mL）能够调节 Bax、Bcl-XL 和 Bcl-2 的表达，进一步导致线粒体去极化、细胞色素 c 释放、caspase 活化，同时，PCL 处理消除了谷胱甘肽抗氧化系统，并诱导线粒体产生大量 ROS，导致 p38-p53 活化。在人肺腺癌 A549 细胞中，PCL（5～80μg/mL）引起显著的 ROS 生成，活化 MAPK 成员（ERK、JNK 和 p38）和 NF-κB 信号通路。PCL 可作为靶向细胞凋亡和自噬途径的潜在抗肿瘤药物。在 PCL 诱导的癌症细胞内，自噬与凋亡之间存在着复杂的相互作用。在小鼠纤维肉瘤 L929 细胞中，PCL 可触发 TNF-α 诱导的细胞凋亡。在 MCF-7 细胞中，PCL（12～48μg/mL）表现出显著的血凝活性、抗增殖活性、甘露糖结合活性，最终抑制细胞生长和诱导 caspase 介导的细胞凋亡。

在胃癌治疗过程中，黄精活性成分薯蓣皂苷元可稳定结合并抑制 DNA 拓扑异构酶 Ⅱ-α（topoisomerase Ⅱ-α，TOP2-α）的表达，干预细胞周期通路、p53 信号通路、FoxO 信号通路。黄精多糖通过激活 caspase 系统诱导小鼠肿瘤细胞凋亡，还可以通过 TLR4/NF-κB 信号通路对 MFC 胃癌荷瘤小鼠发挥抑瘤及免疫调节作用。黄精多糖除了可以抑制肿瘤生长外，还通过提高脾脏指数、胸腺指数、细胞因子分泌以及 CD4$^+$/CD8$^+$ 淋巴细胞比例发挥免疫增强作用。对于癌症细胞，PSP-1 有效降低了线粒体膜电位，破坏了细胞核，使细胞周期停滞在 G1 期，诱导活化了 caspase-9 和 caspase-3 在内的凋亡途径，并诱导细胞凋亡。在患有乳腺癌的 Balb/c 雌性小鼠中，黄精多糖提取物可以通过抑制脾脏中的造血细胞扩张，以及显著增加骨髓中的造血干细胞、淋巴系祖细胞来保护骨髓中的血液生成。黄精多糖提取物（每天 300mg/kg，持续 16 天）通过维持骨髓中的造血和淋巴再生显著降低了大鼠嗜铬细胞瘤细胞 PC12 的凋亡率，增强了 PI3K/Akt 信号，提高 Bax/Bcl-2 比值，抑制了线粒体功能紊乱和细胞色素向胞浆内释放，可抑制 Aβ25-35 诱导的 caspase-3 活化，提高 PC12 细胞磷酸化蛋白 AKT（P-AKT）水平，促进肿瘤细胞凋亡。黄精多糖 PSP（200μg/mL）能通过抑制 JAK3/STAT6 信号通路（降低 p-JAK3/JAK3 和 p-STAT6/STAT6 蛋白的表达）调控巨噬细胞 M2 极化，从而显著抑制食管癌细胞 Eca109 的侵袭迁移能力。

黄精根茎的总糖苷 - 富集部分（10～50μg/mL）对癌症细胞系 A549、HepG2 和 Caco2 表现出显著的抗增殖活性。甾体苷可能降低 Bcl-2 和 pro-caspase3 的表达，并增加 Bax 的产生。基于分子对接实验，甾体苷可以通过氢键相互作用与 Bcl-2 蛋白的 BH3 结合槽稳定结合。因此，可以开发基于细胞凋亡和自噬死亡途径的新的治疗策略来治疗癌症。

图 6-2 为黄精抗肿瘤机制图。

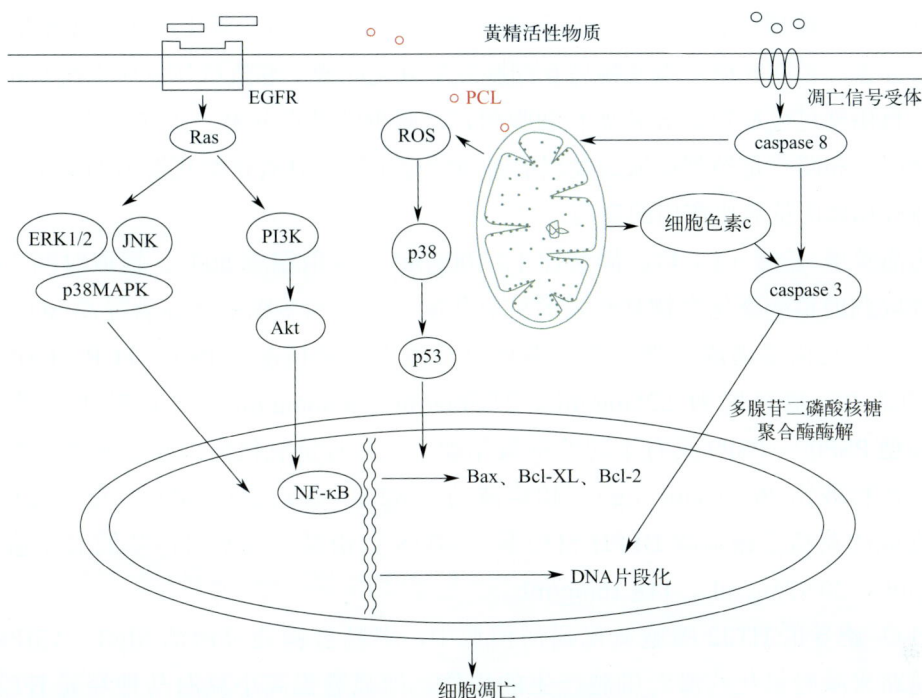

图 6-2　黄精抗肿瘤机制

第4节　抗氧化和延缓衰老活性

氧化压力诱导的损害和个体抗氧化能力失衡造成的衰老是慢性疾病的主要危险因素。天然的抗氧化成分对维持健康、阻碍疾病起着重要的作用，包括谷胱甘肽过氧化物酶（glutathione peroxidase，GPx）、过氧化氢酶（catalase，CAT）、活性氧（reactive oxygen species，ROS）、超氧化物歧化酶（superoxide dismutase，SOD）在内的抗氧化酶系统能够抵抗因过量运动引起的氧化损伤，对体内阻止氧化损伤起着重要的作用。

黄精延年益寿，尤其是炮制后的黄精，具有较强的抗氧化和延缓衰老活性。黄精在炮制过程中发生了美拉德（Maillard）反应，随着酒炖时间的加长，其二氯甲烷组分的DPPH 自由基清除活性亦增强，至酒炖 16h 后达到最高而后趋于稳定。多花黄精蒸制品的抗氧化活性和抑制 α- 葡萄糖苷酶活性较生品更强，可能是由于在炮制过程中黄酮类及多酚类成分发生了富集，含量增加。

一、抗氧化活性

在生物系统中，氧化应激是由活性氧的产生和消耗不平衡引起的，这会导致多种疾病，例如癌症、糖尿病、心血管疾病和神经退行性变性疾病。氧化应激是 T2DM 发生发展的重要因素。长期高糖环境使胰岛 β 细胞发生氧化应激，导致机体氧化系统与抗氧化系统失衡，自由基过度释放诱导胰岛 β 细胞凋亡，减少胰岛素分泌。研究表明，抑制胰岛 β 细胞氧化应激和凋亡是控制糖尿病发展的有效治疗手段。具有抗氧化潜力的黄精属多糖被认为是体外和体内抗氧化作用的良药。

采用甜菜碱:乙酸（1∶4）、固液比 1∶100g/mL、提取温度 50℃、提取时间 30min 从黄精内提取到的黄酮类化合物具有强的抗氧化能力。黄精多糖能够显著提高 SOD 和 GPx 的活性，降低自由基清除活性，提高金属螯合能力。黄精多糖 PKP、PCP、PSP 清除超氧化基团的 IC_{50} 值分别为 2.25mg/mL、2.75mg/mL、3.46mg/mL。从黄精不同蒸晒阶段提取的多糖 PSP0 ～ PSP9 具有不同的抗氧化能力，并且抗氧化能力随着蒸晒次数的增加而提高。在料液比 26∶1（mL∶g）、超声波功率 82W、提取温度 80℃、超声提取 51min 条件下提取的黄精多糖清除 DPPH 自由基、ABTS 自由基、羟基自由基的 IC_{50} 值分别为 20.79mg/mL、20.97mg/mL、118.16mg/mL。

在 H_2O_2 诱导的 HT22 细胞氧化损伤模型中，黄精多糖通过激活 SIRT1/AMPK/PGC-la 信号通路来减轻氧化应激对细胞产生的损伤，即显著提高小鼠海马神经元 HT22 细胞的活性，增加超氧化物歧化酶（SOD）活力和谷胱甘肽（GSH）含量，还能有效降低丙二醛（MDA）水平，减少乳酸脱氢酶（LDH）的释放，提高 SIRT1、P-AMPK 和 PGC-la 蛋白的表达。黄精酒制品水溶性多糖对 Cu^{2+}/H_2O_2 诱导的牛血清白蛋白（BSA）损伤有一定的保护作用，对 H_2O_2 诱导的 RAW264.7 细胞活力降低有保护作用，对氧化损伤细胞内 SOD 和 GSH 酶活力降低有恢复作用，对 MDA 和活性氧（ROS）升高有抑制作用并呈一定的浓度依赖性。酒黄精对 $ABTS^+$ 自由基具有良好的清除能力，其作用效果强于维生素 C。黄精杂多糖可以通过增强抗氧化防御系统和减少脂质过氧化来防止强迫游泳运动引起的氧化应激。同时，黄精多糖对高糖诱导的视网膜色素上皮细胞氧化应激也有治疗作用。

黄精多糖在改善糖尿病模型小鼠血糖和血清胰岛素含量的同时，可提高肝脏中 SOD、GSH-Px 的活性和 MDA 的水平，说明黄精多糖可在一定程度上通过缓解氧化应激等途径降低血糖。黄精多糖组合物可以将游泳小鼠的血清 MDA 降至正常对照水平，显著增加游泳小鼠血清和肝脏 GSH 水平，增强肝脏 SOD、肌肉 GSH-Px 活性、肝脏 LDH 和 ATP 酶活性，增加 ATP 含量。黄精多糖能够抑制小鼠因过度训练引起的肝组织自由基增多、抗氧化酶活性升高，对运动性肝组织损伤有一定的保护作用。在动脉粥样硬化的雄性兔子内，黄精多糖（每天 0.8 ～ 3.2mL/kg）能够保护上皮细胞免受 H_2O_2 造成的损害。在有氧化损伤的老鼠体内，PCP 处理能够抑制 ROS 的积累，改善氧化损伤造成的组织病变，抑制抗氧化酶活性的降低，通过降低 Keap-1 的表达提高 HO-1 的表达并促进细胞核因子 Nrf2 的转出。在小鼠小胶质细胞 BV2 内，多花黄精多糖可降低氧化压力诱导的 ROS 生成，缓解非凋亡性脱铁症。蒸晒后黄精内提取的 PCP 抗氧化活性比新鲜黄精内的 PCP 更强。在 IPEC-J2 细胞中，酿酒酵母（*Saccharomyces cerevisiae*）和枯草杆菌（*Bacillus subtilis*）发酵后提取的多花黄精多糖均显示出明显的 SOD 活性。在免疫抑制的小鼠模型中，枯草杆菌发酵后提取的多花黄精多糖能够调节肠道的抗氧化防御能力。

二、延缓衰老活性

黄精多糖通过提高肝脏线粒体的能量代谢、提高 Na^+-K^+-ATP 和 Ca^{2+}-ATP 的活性、降低脂质过氧化程度、提高抗氧化能力、增强血脂代谢等途径延缓衰老。在 D-Gal 诱导的心脏衰老小鼠体内，黄精多糖（每天 $200 \sim 400mg/kg$）可以降低 8- 羟基脱氧鸟苷（8-hydroxydeoxyguanosine）和 4- 羟基壬烯醛（4-hydroxy-2-nonenal）的表达，降低 ROS 和丙二醛的含量，提高 SOD 酶活性，从而抑制 DNA 损伤和脂质过氧化。在衰老的老鼠模型中，黄精多糖（$100mg/kg$ 皮下注射 35 天）可以减缓氧化压力，上调肾皮质内延缓衰老基因 *Klotho* 的表达，抑制股骨内成纤维细胞生长因子（FGF）23 的表达，调节 Klotho-FGF23 内分泌，增强学习和记忆能力，逆转肾脏病变，降低 *FOXO3a* 基因在肾脏组织中的表达、平衡 Ca 和 P 代谢，进而显示出明显的延缓衰老效果。酒制黄精内提取的多糖可以调节衰老相关基因（*daf-2*、*daf-16*、*sod-3*）的表达，从而提高抗氧化能力、降低 ROS 积累、提高抗氧化酶活性、延长生命周期、降低脂褐素积累。

第 5 节　调节微生物生长

一、调节细菌的生长

1. 体外抑制病原细菌的生长

黄精对多种病原微生物有拮抗作用。黄精水提取物在体外对金黄色葡萄球菌、伤寒杆菌、结核杆菌、耐酸杆菌等有较强的抑制作用。熟制黄精多糖对大肠埃希菌、金黄色葡萄球菌的抑制效果较好，生黄精多糖则对枯草芽孢杆菌的抑制作用相对较强。在 2 型糖尿病小鼠中，黄精皂苷可显著降低厚壁杆菌门（Firmicutes）、乳杆菌（*Lactobacillus*）、肠单胞菌（*Intestinimonas*）、肠球菌（*Enterococcus*）、肠杆菌（*Enterobacter*）、嗜酸乳杆菌（*Lachnospiraceae*_NK4A136_group）的增殖，提高肠道中拟杆菌门（Bacteroidetes）、双歧杆菌（*Bifidobacterium*）、乳杆菌（*Lactobacillus*）的丰度和长势。蒸晒黄精样品提取的 PSP 能够降低有害微生物志贺菌属（*Shigella*）菌的丰度。黄精多糖还有助于鲫鱼抵抗维氏气单胞菌的感染。

2. 体外促进益生菌的生长

对于益生菌粪乳杆菌（*Lactobacillus faecis*），黄精多糖可以通过增强 oppA 和 oppD 蛋白的表达来有效地促进群体感应系统，提高菌体内生物量、生物膜和乙酸的生产，通过下调 *mvK* 基因的表达和上调 *ldh*、*metE* 和 *adh2* 基因的表达来调节短链脂肪酸的产生和代谢。蒸晒炮制的黄精多糖可以增加短链脂肪酸（如乙酸和丙酸）和长链脂肪酸（顺，顺，顺-9,12,15-亚麻酸和顺-9-十八烯酸）的含量，进而促进有益微生物副类杆菌属（*Parabacteroides*）和双歧杆菌（*Bifidobacterium*）的增殖。此外，多花黄精的果聚糖和半乳聚糖也能促进双歧杆菌和乳酸杆菌菌株的生长。

3. 肠道微生物的调节

人体微生物群是由细菌、真菌、病毒、古菌、原生动物组成的密集而多样的联合体，共存于人的表面或所有的体腔里，主要位于肠道内，可与宿主进行信息交流，对维持人体健康极其重要。人体微生物群都受到出生方式、婴儿喂养、生活方式、药物治疗、宿主遗传学的影响，肠道微生物组在训练宿主免疫力、消化食物、调节肠道内分泌功能和神经信号、调节药物作用和新陈代谢、消除毒素并产生影响宿主的化合物方面作用显著。心脑血管疾病、糖尿病、肥胖、炎症性肠病、胃肠道癌症、自身免疫性疾病、精神心理疾病等均伴随着肠道菌群的失调，因此调节肠道微生态是多种慢性疾病治疗的靶点。

在 2 型糖尿病小鼠模型中，黄精多糖灌胃组中厚壁菌门（Firmicutes）和拟杆菌门（Bacteroidetes）显著增多，表明黄精多糖通过增加小鼠肠道内的优势有益菌改善糖代谢。发酵黄精多糖（FPSP）可显著调节肠道微生物的结构和丰度，包括菌群的 α 多样性：在门水平上，小鼠粪便中厚壁杆菌门和拟杆菌门总相对丰度增加；在属水平上，乳酸杆菌（*Lactobacillus*）、肠巴氏杆菌（*Barnesiella*）等益生菌的相对丰度增加，嗜热厌氧细菌（*Clostridium*）XIVa、螺旋杆菌（*Helicobacter*）、链球菌（*Streptococcus*）、另枝菌（*Alistipes*）等致病菌的相对丰度降低。

链球菌属（*Streptococcus*）是一种普通的化脓性球菌，属于条件致病菌，能够引起化脓炎症反应、毒素疾病和过敏性疾病等。另枝菌与肠道炎症反应有关。黄精多糖等大部分成分无法被人体直接吸收，靶向肠道后才能发挥其作用，所以研究其与肠道菌群的互作是揭示黄精药效机制的重要途径。黄精多糖能重塑或恢复正常的肠道菌群结构，显著改善各种疾病模型的临床症状和病理指标，包括改善糖脂代谢水平和氧化应激状态，改善炎症和肝脏损伤，并改善肥胖以及其并发症状。

滇黄精水提物富含多种益生营养物质，联合间歇性禁食通过改变高脂喂养小鼠的肠道菌群结构，改善糖脂代谢水平和氧化应激状态，对高脂饮食诱导的小鼠肥胖及肝脏损伤等代谢紊乱问题产生积极影响。在高脂诱导肥胖小鼠模型中，滇黄精的摄入也可显著升高高脂小鼠粪便中拟杆菌门和变形菌门的丰度，降低厚壁菌门与拟杆菌门丰度比值。属水平上，滇黄精的摄入导致被高脂显著上调的梭状芽孢杆菌属、大肠埃希菌属、志贺菌属、不动杆菌属和胃瘤球菌属等与肥胖、肝脏脂质异常积累和损伤相关的菌属被有效降低，而促产短链脂肪酸的拟普雷沃菌属、普雷沃菌属、丁酸弧菌属和双歧杆菌属则被升高。总滇黄精皂苷和滇黄精多糖能够改善肠道微生态：降低拟杆菌和变形菌门（Proteobacteria）的丰度，提高厚壁菌门的丰度。在免疫抑制的小鼠体内，六次蒸晒的黄精多糖能够提高杆菌、另枝菌、毛螺菌的丰度。在衰老和免疫抑制的小鼠模型中，枯草杆菌发酵的多花黄精多糖可以调节肠道微生物群的稳态。

二、抗病毒活性

黄精多糖能显著提高病毒感染的非洲绿猴肾细胞的活力，对细胞有保护作用。黄精多糖滴眼液能治疗家兔单纯疱疹性角膜炎。黄精多糖对猪繁殖与呼吸综合征病毒（porcine reproductive and respiratory syndrome virus，PRRSV）有抗病毒作用。黄精多糖经硫酸化修饰后，可显著提高黄精多糖对新城疫病毒的抗病毒能力。水解的多花黄精多糖 B3，是含有 1- 低聚果糖和新低聚果糖系列的无分支低聚糖，在 Vero 细胞培养中显示出抗单纯疱疹病毒（HSV）的活性。就 HSV 而言，多花黄精多糖的磷酸化衍生物和硫酸化衍生物表现出比天然 PCP 和磺酰化衍生物更高的抑菌活性。在 MT-4 和 CEM 细胞中，多花黄精凝集素通过血凝活性、抗增殖活性和甘露糖结合活性显示出典型的抗人类免疫缺陷病毒（HIV）活性。在新冠肺炎疫情期间，黄精中的活性物质通过与 COVID-19 的不同靶点相互作用，从而用于治疗新冠肺炎。

黄精凝集素是一种多功能的甘露糖 / 唾液酸结合凝集素，除具有血细胞凝集活性、促淋巴细胞有丝分裂活性外，在抗人类单纯疱疹病毒、乙型肝炎病毒、HIV 方面有特殊生物活性，其中黄精凝集素比其他单子叶甘露糖凝集素抑制活性高 10 ～ 100 倍，但对细胞的毒性仅为其十分之一。黄精皂苷对甲型流感病毒有着明显的抑制作用。郑虎占等的研究表明 3- 糖基薯蓣皂苷等有抗 RNA 病毒作用，薯蓣皂苷对（1-4）、（1-3）或者（1-2）配 β 糖链的化合物有较强的抗病毒作用。

通过气相 - 色谱（GC-MS）指纹图谱法研究黄精体外抗流感病毒的谱效关系，筛选出 13 种具有较高相关性的化合物，即环阿屯醇、香叶醇、2- 单棕榈酸甘油、丁醚、DL-α- 生育酚、豆甾醇、苯乙烯、1- 十六烷醇甲酸酯、2- 十八烷酸单甘油酯、甘油单乙酸酯、岩皂甾醇、菜油甾醇、邻苯二甲酸二丁酯。从多花黄精、滇黄精中提取到 2 种小分子粗多糖，对单纯疱疹病毒均有一定抗病毒活性。

第6节 改善神经系统疾病

一、增强记忆力

学习和记忆过程与复杂的神经病理学和生物化学变化有关。老年人群认知功能障碍相对较高，严重影响生活质量。在自然衰老的大鼠中，黄精能够有效改善认知和学习记忆功能，改善皮层和海马的尼氏体状态，改善突触结构，增加突触数量，逆转突触后致密区95（PSD-95）和突触素的减少，并通过 BDNF-TrkB 信号通路上调脑源性神经营养因子（BDNF）的表达。

在雄性小鼠中，黄精多糖（0.5 ～ 2.0g/kg）在提高 SOD 和 GPx 活性的同时，减少了脑缺血和氧化应激的损伤作用，并提高了学习和记忆能力。黄精多糖 PSP0、PSP5 和 PSP9 均能改善 D- 半乳糖损伤小鼠的记忆障碍并防止细胞死亡，其中 PSP5 的效果最佳。黄精多糖可通过减轻氧化应激、调节血脂、抗氧化、抗炎和调控多种 RNA 等多种途径来改善学习和记忆能力。黄精多糖可提高衰老模型小鼠血清中 SOD 和谷胱甘肽过氧化物酶（GSH-Px）的活性，降低血清 MDA 和脑组织中 γ- 氨基丁酸（GABA）的含量。黄精总皂苷对记忆获得障碍有明显改善作用。黄精水煎剂可能通过提高抗氧化酶活力、降低氧化应激程度、降低 Tau 蛋白异常磷酸化水平和抑制 Aβ25-35 诱导的细胞损伤等途径对阿尔茨海默病（AD）模型大鼠的记忆能力进行保护。以黄精配伍的复方如二精丸、黄精地龙、黄精丸等均具有较好的抗阿尔茨海默病作用。黄精丸（CHP）可激活 mTOR 信号通路，促进海马神经元自噬，从而发挥治疗 AD 的作用。

二精丸可拮抗谷氨酸介导的神经兴奋性毒性作用，对过氧化脂质所致的神经元损伤有较好的保护作用，其提取液可明显改善 AD 模型小鼠脑组织乳酸含量，改善脑组织超微结构，减轻神经元变性及细胞肿胀。补肾益智汤（方）、补肾益精方、补肾益脑方、补肾健脾方、补肾化痰益智方、生慧益智汤、安智灵方等黄精复方都可改善 AD 患者的各种神经症状。酒黄精、炙地龙以 1 : 1 配伍可明显改善 AD 小鼠的痴呆症状，增强学习记忆等行为学能力，增加脑组织 SOD、GSH-Px 活性，减少 MDA 含量，有较好的抗阿尔茨海默病、延缓衰老作用。由黄精、当归两味中药以 1 : 1 配伍蜜制的九转黄精丸创建于宋代《太平惠民和剂局方》，在 AD 大鼠模型实验中，黄精丸提取液可改善 AD 大鼠的痴呆症状，提高其学习记忆能力，改善机体虚弱状态，提高体能，增强脑内抗氧化系统功能，降低神经炎症反应。预知子汤（预知子、党参、远志、黄精、山药、石菖蒲、柏子仁、茯苓、枸杞子、地骨皮、茯神）联合西药和康复治疗可改善脑卒中后认知功能障碍，提高患者的认知功能。黄精健脑颗粒可以调控 PI3K/Akt 信号通路相关蛋白的表达（降低 PI3K、p-Akt、NF-κB、p65 蛋白水平，提高 IκBα 蛋白水平），抑制炎症反应，增加全脑、前脑、后脑血流量，减轻海马神经元损伤而改善血管性认知障碍模型大鼠的学习记忆能力。

二、抗抑郁症

抑郁症的发病机制与 ROS 的产生以及钙蛋白酶系统和 NOD 样受体蛋白 3（NLRP3）炎症小体的激活密切相关。在慢性应激抑郁症大鼠模型中，黄精皂苷可以增加大脑皮层 5-HT1AR 的表达，减少 β-arrestin2 和 Akt 的表达。黄精总皂苷能显著提高抑郁模型大鼠的身体重量，显著提升其血清 IgA、IgG、IgM 和 IL-2 含量，增强抑郁模型大鼠的免疫功能。在抑郁症大鼠海马中，黄精皂苷可显著提高 5-HT1AR、cAMP、cAMP 依赖性蛋白激酶（PKA）、cAMP 反应元件结合蛋白（CREB）的表达，并上调 5-HT1AR 介导的信号通路。

黄精多糖对治疗抑郁症有较好的疗效。黄精多糖通过调节氧化应激 - 钙蛋白酶 -1-NLRP3 信号轴发挥抗抑郁作用，阻止慢性不可预测的轻度应激诱导的钙蛋白酶系统的变化，抵抗 Nrf2 和 NLRP3 的信号通路，并最终减少抑郁样行为。在抑郁症模型小鼠中，黄精多糖给药大大逆转了 calpain-1、NLRP3、凋亡相关斑点样蛋白、胱天蛋白酶 -1、裂解的胱天蛋白酶 1、电离的钙结合适配器分子 1、细胞外信号调节激酶、NF-κB 和神经胶质原纤维酸性蛋白的磷酸化增强，提高了 10 号染色体缺失的磷酸及张力蛋白、视交叉上核昼夜节律振荡蛋白和核转录因子 - 红系 2 相关因子 2 的表达，减少了促炎细胞因子的释放。

三、改善帕金森综合征

帕金森综合征与大脑黑质内多巴胺能神经元的病变有关，信号蛋白 JAK2、STAT3、ERK1/2 也参与帕金森综合征的治疗。黄精通过下调凋亡促进因子（caspase-3 和 Fas L）的表达，增加神经生长因子和脑源性神经营养因子水平，发挥神经保护作用。含有肉苁蓉、淫羊藿、黄精的 CRJ 配方，可显著提高 MES23.5 多巴胺能细胞的细胞存活率，并抑制细胞内 ROS 的产生，减少磷脂酰丝氨酸的外化以及提高 Bcl-2/Bax 蛋白的表达来防止 MES23.5 细胞凋亡。

在患有帕金森综合征的小鼠中，黄精多糖（50 ～ 200μg/mL）可抑制 ROS 产生，增加还原型谷胱甘肽 / 氧化型谷胱甘肽含量，改善运动活性缺乏和多巴胺能神经元损失来保护其免受神经毒性。黄精改善帕金森综合征作用与 Akt/mTOR 介导的 p70S6K 和 4E-BP1 信号通路相关，Nrf2 介导的 NAD（P）H- 醌氧化还原酶 1、谷氨酸 - 半胱氨酸连接酶催化亚基、HO-1 和谷氨酸 - 半胱氨酸连接酶调节亚基等的表达量均可被黄精调节。

四、改善阿尔茨海默病

阿尔茨海默病（AD）是年龄相关性痴呆和进行性神经退行性变性疾病，其特征是由 Aβ- 肽和聚集体的积累而导致大脑神经元退化和丧失。对于 PC12 细胞内 Aβ25-35 诱导的神经毒性，黄精多糖提高了磷酸化的 Akt 水平，提高了 Bax/Bcl-2 比例，抑制了线粒体功能障碍和细胞色素 c 释放到胞质溶胶中，抑制了 caspase-3 的激活，并增强了促生存的 PI3K/Akt 信号通路，减轻了细胞毒性。网络药理学分析表明，黄精的黄芩苷、β- 谷甾醇、3′- 甲氧基大豆苷等成分可通过调节蛋白激酶 B（protein kinaseB，*Akt1*）、前列腺素 G/H 合成酶 2（prostaglandinG/H synthase2，*PTGS2*）、凋亡相关蛋白 *caspase-3* 等核心靶点基因发挥防治 AD 的作用，其机制可能与凋亡、雌激素通路等途径有关。

第 7 节　脏器保护功能

一、肾脏保护功能

黄精多糖可通过抗氧化、抗炎、调节 p38MAPK/ATF2 信号通路来发挥肾脏保护作用。黄精多糖可以降低顺铂诱导的肾损害模型大鼠血清肌酐（Cr）、尿素（BUN）、肾组织匀浆中 MDA 含量，明显升高肾组织匀浆中 SOD 和 GSH-Px 水平，进而保护肾脏。在人肾（HK-2）细胞中，滇黄精多糖和水提取物可通过增加代谢活性、减轻形态学损伤、减轻线粒体介导的细胞凋亡和调节 GSK-3β/Fyn/Nrf2 途径，有效解毒和预防铀诱导的肾毒性。知更子、枸杞子、黄精组成的配方 HQH（2 ～ 4g/kg），可改善多柔比星诱导的肾病大鼠的肾脏形态学、蛋白尿和肾小球硬化，增加裂隙素（nephrin）的表达，下调磷酸化的 NF-κB p65、p-IκBαBax、裂解的 caspase-3、细胞色素 c 来抑制 NF-κB 信号通路，进而改善肾损伤。

二、心脏和血管保护

黄精根茎可通过激活交感神经刺激 β 肾上腺素受体，表现出强心作用。给脑血管损伤大鼠持续灌胃黄精口服液（5mL/kg）1.5 个月和 2.5 个月后，其脑部毛细血管基底膜轮廓清楚、密度均匀，内皮细胞线粒体损伤明显减轻，且灌胃时间越长其药效越佳，表明黄精具有治疗脑血管损伤的作用。在兔子体内，0.35% 的黄精水浸液可以显著增加冠脉流量，具有对抗垂体后叶激素所致的急性心肌缺血的作用。黄精甲醇提取物 5mg/mol 对小鼠心房肌的心肌收缩力有显著增强作用，对心肌磷酸二酯酶和 Na$^+$、K$^+$、ATP 酶有明显抑制作用。黄精醇提物能明显降低异丙肾上腺素导致的心肌缺血大鼠心脏组织中天冬氨酸转氨酶（AST）、肌酸激酶（CK）、乳酸脱氢酶（LDH）的活性，对抗心脏组织中 SOD 活性的下降以及 MDA、心肌总钙含量的增高，在剂量为 5.08g/kg 时能明显改善心肌坏死病理变化，对缺血心肌显示出保护作用。

在急性心力衰竭大鼠中，黄精多糖具有抗氧化和抗炎活性，可抑制心肌细胞凋亡；显著升高心率、$Ca^{2+}-Mg^{2+}-ATP$ 酶水平、心肌 Na^+-K^+-ATP 酶水平、琥珀酸脱氢酶水平、左心室压力最大上升 / 下降速率（±dp/dtmax）、血清 SOD 水平、左心室收缩压、心肌 Bcl-2 水平和 caspase-3 蛋白水平；降低左心室舒张期末压、血清生化指标水平、心肌 Bax 和裂解的半胱氨酸蛋白酶 -3 蛋白表达水平。在血虚综合征小鼠中，蒸晒的黄精多糖可以增加外周血细胞，恢复脾脏细胞的显微结构，并将造血细胞因子 EPO、G-CSF、TNF-α 和 IL-6 逆转至正常水平。RNA 测序（RNA-seq）显示，黄精多糖可调节 JAK1-STAT1 通路发挥补血作用，并升高造血细胞因子。

黄精配伍党参、黄芪、丹参、鸡血藤、三棱、莪术、苍术、白术、青皮、陈皮、柴胡、当归、生地黄、薄荷、首乌藤等组成的参芪丹鸡黄精汤可治疗冠心病，对窦性心律过缓症疗效显著。复方黄精口服液由黄精、何首乌、枸杞子、人参、丹参等配伍，对心力衰竭有明显治疗作用。

三、肝脏保护

在乙醇诱导的肝损伤小鼠中，黄精水提取物可显著抑制转氨酶活性，减轻肝脏组织病理学损伤，降低总胆红素（TBil）和三酰甘油水平，降低肝脏氧化应激水平，增加 Nrf2 和下游抗氧化基因的表达水平，促进 Nrf2 在肝脏中的核转位，并通过调节 Nrf2/ARE 途径抑制 *NOX1*、*p67phox*、*gp91phox* 和 *CYP2E1* 的 mRNA 水平，显示了肝脏保护功能。黄精多糖可逆转 NLRP3/GSDMD 信号通路中基因表达的上调，对脓毒症急性肝损伤发挥保护作用。在患脓毒症的小鼠中，黄精多糖治疗显著降低了 48 小时死亡率，减轻了肝脏组织病理学损伤，降低了中性粒细胞浸润标志物的活性，并改善了肝功能指标（AST、ALT、ALP、TBiL、TNF-α、IL-6、IL-18 和 IL-1β）。

在非酒精性脂肪性肝病大鼠中，酒蒸滇黄精的水提取物可显著抑制血清中肝功能指标（丙氨酸转氨酶、天冬氨酸转氨酶、总胆固醇、低密度脂蛋白、胆固醇）的升高，降低肝脏总胆固醇和三酰甘油的含量，上调肉毒碱棕榈酰转移酶 1 的表达，下调解偶联蛋白 2 的表达，降低高密度脂蛋白的胆固醇，在不影响食物摄入的情况下抵抗肝脏肿大，并抑制线粒体中丙二醛的增加和 SOD、GPx、ATP 合酶以及复合物 Ⅰ 和 Ⅱ 的减少。作为线粒体调节因子 / 营养素，酒蒸滇黄精根茎的水提取物能够修复线粒体损伤，缓解非酒精性脂肪肝，抑制肝细胞中 caspase 9、caspase 3 和 Bax 表达的增加，并抵抗肝细胞中 Bcl-2 表达和线粒体中胞苷 c 表达的降低。在雄性大鼠中，含有黄精和当归的九转黄精丸可通过保护线粒体超微结构、调节 β- 氧化基因的表达、改善线粒体的氧化应激和能量代谢，显著治疗代谢功能障碍相关的脂肪肝。

四、肺保护

在腹膜炎诱导的小鼠中，多花黄精低聚果糖改善了肺细胞结构的损伤。在急性肺损伤大鼠模型中，黄精多糖减轻了肺病理变化，降低了髓过氧化物酶活性，降低了中性粒细胞比例，降低了支气管肺泡灌洗液中的炎症因子水平，升高了丙二醛水平，并改变了肺组织中 TLR4、髓系分化初级反应蛋白质 88（MyD88）、p-IKB-α/IKB-α 和 p-p65/p65 蛋白 TLR4/MyD88/NF-κB 途径的表达。生的和蜂蜜加工的多花黄精多糖通过调节 NF-κB 和 AMPK-Nrf2 途径的抗氧化和抗炎活性，对肺损伤小鼠具有保护作用，蜂蜜加工处理的 PCP 效果更佳。

五、生殖系统保护

由黄精、何首乌、枸杞子、菟丝子、五味子、熟地黄、肉苁蓉、淫羊藿等配伍，可治疗男性肾虚精亏夹湿热型弱精子症、少精子症。

黄精水溶性提取物可以使小鼠睾丸重量接近正常范围，恢复受损的睾丸组织，降低精子异常率，提高精子存活率，提高睾酮水平，减少 ROS 的产生，抑制睾丸细胞凋亡，对 CdCl$_2$ 诱导的小鼠睾丸损伤显示保护作用。此外，黄精水溶性提取物可以显著降低睾丸细胞中相关基因的表达水平，包括 *caspase-1*、*IL-1β*、*caspase-3*、*caspase-9*、核苷酸结合结构域富含亮氨酸重复序列和含热蛋白结构域受体 3（*NLRP3*）、细胞色素 c 等。黄精水溶性提取物可以通过硫氧还蛋白相互作用蛋白（TXNIP）-NLRP3- 半胱氨酸 -1 信号通路调节氧化应激，并通过 Cytc-caspase-9-caspase-3 通路抑制线粒体通路中的细胞凋亡。

六、胃保护

黄精水提物能有效改善小鼠的饥而不欲食、口干渴、大便干结等胃阴亏虚证，改善过食"辛辣醇酒"引起的胃黏膜组织病变，提高胃组织中抗氧化酶活性，降低胃组织中促炎因子的水平，降低胃组织 TRAF1/ASK1/JNK 通路相关分子的蛋白表达，降低胃组织促细胞凋亡因子表达，提高 B 淋巴细胞瘤 -2 基因（*Bcl-2*）表达。

七、皮肤保护

在糖尿病大鼠中，滇黄精提取物通过减少炎症细胞浸润、降低伤口边缘的葡萄糖含量、减少皮肤和血浆中的炎症因子（TNF-α、IL-6、IL-2 和 IFN-γ）以及增加血管生成来提高皮肤伤口愈合率。滇黄精提取物治疗后，新生血管数量增加，表皮和真皮增厚。滇黄精提取物可以有效缓解糖代谢紊乱引起的微环境污染，并通过 Nrf2/HO-1 信号通路诱导抗氧化活性，从而抵消内源性皮肤损伤和隐性损伤。PCP（64mg/kg）显著逆转了身体肌肉和器官重量的减轻，抑制了血清免疫球蛋白水平的下降和促炎因子 IL-6 的增加，通过调节自噬溶酶体和泛素蛋白酶体系统对化疗诱导的肌肉萎缩发挥了抗萎缩作用。

八、骨骼状况改善

骨质疏松症可能影响 40% 的中国女性，尤其是 50 岁以上的女性，并且随着人口年龄的增长，骨质疏松症的发生率也在增加。在大鼠中，黄精多糖可以增加骨密度，重排骨结构，增强碱性成纤维细胞生长因子的表达，下调骨 Gla 蛋白、酒石酸抗性酸性磷酸酶、血清 TNF-α、骨特异性碱性磷酸酶的表达，从而预防骨质疏松。在小鼠骨髓基质细胞中，黄精多糖增加了 β- 连环蛋白的核积累，提高了成骨细胞相关基因的表达，并促进了成骨分化。PSP 还显示出对脂多糖诱导的骨溶解的预防性保护作用，并通过小鼠 Wnt/β-catenin 信号通路促进成骨细胞形成和阻断破骨细胞生成。在骨髓间充质干细胞中，黄精多糖通过 ERK/GSK-3β/β- 连环蛋白信号通路上调细胞核 β- 连环素的含量，降低糖原合成酶激酶 3β 的水平，并促进成骨细胞分化。在骨髓来源的小鼠巨噬细胞中，黄精多糖通过调节 27 个微小 RNA 的表达、抑制 Hippo 信号通路中破骨细胞相关基因的表达以及增加 *Limd1*（miR-1224 的靶基因）的水平来抑制破骨细胞生成。

第8节 补气血抗疲劳活性

古法炮制的多花黄精提取液能通过提高小鼠游泳时间、肝糖原含量及降低游泳后血清尿素氮水平等指标反映其具有显著的抗疲劳作用。黄精生品及其不同炮制品水煎液均具有显著的抗疲劳作用。四制黄精、九制黄精等炮制品均能在一定程度上改善气阴两虚大鼠症状，其中四制黄精在提高气阴两虚模型大鼠一般体征及改善糖脂代谢方面效果较好，九制黄精则对模型大鼠肝功能改善显著。

一、补气血活性

黄精甘平，补脾益气，用于脾脏气阴两虚之面色萎黄、困倦乏力、口干食少、大便干燥、改善脾气不足之困倦乏力等症，蒸熟长期服食疗效始著。黄精性滋腻，而脾气虚弱者，脾运不健时，又容易停湿，故临床很少将本品用于一般脾气虚证。对于脾脏气阴两虚证，黄精能气阴双补。尤宜用作久病，或病后调补之品服食。单用或与补气健脾药同用，效果都比较好。

黄精能显著增加外周血细胞，恢复脾小梁结构，使造血细胞因子恢复正常。RNA-seq分析显示，PSP处理后获得122个差异表达基因（deg）。GO和KEGG分析显示黄精多糖调控的差异表达基因主要参与造血、免疫调节信号通路。黄精多糖富血作用的潜在分子机制可能与调控JAK1-STAT1通路，升高造血细胞因子（EPO、G-CSF、TNF-α和IL-6）有关，PI3K/Akt信号通路也被调节。

二、抗疲劳活性

疲劳是压力患者的常见症状，是指无法维持所需的能量输出。长期的肌肉疲劳是肌肉损伤的主要原因，治疗疲劳的临床药物非常有限。在高强度或力竭运动中，ROS的过量产生可能导致氧化应激，甚至对组织产生有害影响，调节抗氧化酶活性可以有效缓解运动诱导的氧化应激和身体疲劳。通过中药复方疾病靶点网络分析，共鉴定出黄精的12个活性化合物和156个候选靶点，E2F转录因子1与PI3K-Akt的相互作用可能在抗疲劳作用中发挥重要作用。

黄精的甲醇提取物（1～7mg/mL）浓度依赖性地通过抑制cAMP磷酸二酯酶、增加cAMP水平、增加左心房收缩来增加左心房发育张力，不影响Na^+-K^+-ATP酶。在应激诱导的雄性C57BL/6小鼠中，黄精多糖能降低ROS/HPA轴的功能，延缓炎症反应，防止抑郁样行为，并延缓突触和神经元损伤。由黄精、三七组成的处方可以通过促进能量代谢和抗氧化能力，有效缓解负重力竭游泳产生的疲劳小鼠模型中的肌肉疲劳状态，延长小鼠的力竭性游泳时间，显著降低血清中乳酸和血尿素氮的含量，增加血清中肝糖原和乳酸脱氢酶的含量，显著降低丙二醛水平，增加SOD和GPx水平，增加血清肌酸激酶，并增加了后肢骨骼肌线粒体中ATP酶、复合物Ⅰ和Ⅱ的水平。

第9节　黄精的临床应用

黄精临床运用也在不断发展，例如黄精可用于治疗慢性咽喉炎、呼吸道继发性霉菌感染、慢性支气管炎，预防喘证发作等呼吸系统疾病；可用于调节血压，治疗顽固性早搏、冠心病、心绞痛、心肌梗死等心血管系统疾病；可用于治疗消化系统疾病；可用于治疗白细胞减少症；可用于治疗糖尿病；可用于治疗骨结核、肺结核等结核病；可用于治疗阿尔茨海默病；可用于治疗外生殖器感染；可用于治疗足癣、甲癣；可用于治疗蛲虫病。黄精多糖可增强免疫功能，还具有延缓衰老、降血压、降血脂、抗炎、抗菌、抗病毒、抗疲劳、提高记忆力等作用。黄精的成药例证有参精止渴丸、养胃舒胶囊、精乌胶囊、降脂灵颗粒等。

一、治疗糖尿病

林兰等以黄精（酒炙）、黄芪、地黄、太子参、天花粉等为原料制成的降糖甲片，可以降低血糖、尿糖、胆固醇、纤维蛋白原的含量，提高血浆胰岛素含量，改善糖耐量和心脏功能。

滋肾蓉精丸（黄精 20g、肉苁蓉 15g、制何首乌 15g、金樱子 15g、淮山药 15g、赤芍 10g、山楂 10g、五味子 10g、佛手 10g），可降低糖尿病合并高脂血症患者胆固醇和甘油三酯的含量，对合并肥胖、高血脂等症者尤为适宜。

自拟糖尿康方（人参、山药、黄精、木瓜、猪等）可降低血糖、尿糖。治疗 1 型糖尿病 41 例，临床治愈 21 例，总有效率 64.5%。

降糖丸（黄精 10 份，红参、茯苓、白术、黄芪、葛根各 5 份，大黄、黄连、五味子、甘草各 1 份，制成水丸）15g 内服，每日 3 次，治疗 20 例糖尿病患者，疗效佳。

参精止渴丸还可用于治疗 2 型糖尿病。

二、治疗哮喘和肺结核等肺部疾病

黄精多糖对哮喘患儿红细胞免疫功能有显著影响，能有效改善急性发作期哮喘患者肺功能，降低血清总 IgE 和 IL-4 水平，从而降低哮喘患者的气道高反应性。

复方沙棘黄精颗粒（黄精、沙棘果、百合、百部、黄芩、白及等）可联合抗肺结核的西药治疗耐药性肺结核，临床研究显示该复方能明显改善咳嗽、咯血等临床症状，有健脾化痰、滋阴润肺、活络祛瘀、清热解毒、扶正祛邪的功效，临床疗效明显。

复方黄精汤（黄精、沙参、麦冬、蝉蜕、蒺藜、僵蚕、牡丹皮、赤芍、昆布、海藻、法半夏、海蛤粉、黄芪等）加减治疗慢性咽炎，有清肺热化痰、滋阴补气之效，主治虚火上炎证、肺脾气虚证、痰热证和痰瘀互阻证。

黄精枯草膏（黄精 2000g、鱼腥草 1000g、夏枯草 2000g）治疗了 53 例肺结核患者，痊愈 49 例，好转 3 例，无效 1 例。

黄精鳖甲不出林汤（黄精 15g、鳖甲 10g、不出林 30g、淮山药 15g、鸡内金 10g、百合 12g、知母 12g、葎草 10g、甘草 6g），辅之西药异烟肼、乙胺丁醇、利福平等治疗了 87 例肺结核患者，疗效显著。

三、治疗心血管疾病

黄精四草汤（黄精、夏枯草、益母草、车前子、豨莶草、水蛭、丹参、川牛膝、人工牛黄、地龙、全蝎）治疗了 40 例缺血性脑血管疾病患者，有显著效果，且均无明显不良反应。

黄精升压汤（黄精 30g、黄芪 15g、党参 18g、鸡血藤 1g）治疗原发性低血压效果显著。

三黄生脉饮对冠心病、心肌炎等原因引起的室性早搏治疗效果显著，尤其是对以气阴两虚为主的室性期前收缩疗效最佳。

黄精 30g、山楂肉 25g、何首乌 15g，水煎 2 次服用，每日 1 剂，可有效治疗动脉硬化。

降脂灵颗粒（制何首乌、枸杞子、黄精、山楂、决明子）可补肝益肾、养血明目，用于肝肾不足型高脂血症。

四、治疗手脚癣

以黄精为君药，配藿香、白鲜皮、苦参、蛇床子、地肤子、枯矾、葱白、食醋等治疗手脚癣。

五、预防治疗神经性皮炎

黄精适量，切片，九蒸九晒，早晚嚼服，每次 15~30g，预防治疗神经性皮炎。

六、治疗妇科疾病

冰糖黄精汤（黄精 30g、冰糖 50g），黄精用冷水泡发加冰糖，用小火煎煮 1h 即成，每日 2 次，可滋阴、润心肺，治疗妇女低热、白带异常等病症。

七、治疗肾虚腰痛

黄精 250g、黑豆 60g，煮食。

精乌胶囊补肝肾、养精血，用于肝肾亏虚所致的失眠多梦、耳鸣健忘、须发早白。

八、治疗痛风、高尿酸血症

黄精配秦艽、丹参、萆薢、苍术等治疗痛风 37 例，治愈 29 例，好转 8 例；治疗高尿酸血症 88 例，84 例取得显著效果，尿酸下降幅度为 57~630μmol/L，有效 4 例。

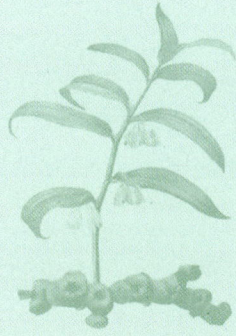

第 7 章

名方验方

黄精是湖北、河南、安徽等大别山区省份具有优势和特色的生物资源之一，也是享誉全国的名贵道地药材，尤其是九华黄精。自古就有"北有长白人参，南有九华黄精"之说。将黄精与其他中药材配伍的名方验方遍布古书籍。

第1节　黄精酒

治百疾延寿酒，记载于汉朝的《中藏经》卷下，方剂组成为黄精、天冬、松叶、苍术、枸杞子，主治体虚食少、乏力、脚软、眩晕、视物昏花、须发早白、风湿痹证、四肢麻木等症，无病少量服用有强身益寿之功。

宋朝《太平圣惠方》卷九十五记载的黄精酒，方剂组成为黄精4斤、天冬3斤、白术4斤、松叶6斤、枸杞根3斤，可以延年补养，使发白再黑、齿落更生。

千金翼五精酒，记载于唐朝的《外台秘要》，方剂组成为黄精4斤、枸杞子5斤、松叶6斤、白术4斤、天冬5斤，主治体倦乏力、食欲不振、头晕目眩、须发早白、肌肤干燥易痒等症，因其能补肝肾、益精血、健脾、祛风湿，成为古人常用的延年益寿药酒。

五精酒，记载于唐朝《千金翼方》卷十三中，方剂组成为黄精、天冬、松叶、白术、枸杞子，能补肝肾、益精血、健脾胃、祛风湿，可以有效改善体倦乏力、食欲不振、头晕目眩、须发早白、肌肤干燥易痒等症。

风湿痛药酒，记载于《新编国家中成药第2版》，方剂组成为石南藤、麻黄、枳壳、桂枝、蚕沙、黄精、陈皮、厚朴、苦杏仁、泽泻、山药、苍术、牡丹皮、川芎、白术、白芷、木香、石耳、羌活、小茴香、猪牙皂、补骨脂、香附、菟丝子、没药、当归、乳香，能祛风除湿、活络止痛，可以治疗风湿骨痛、手足麻木。

三蛇药酒，记载于《卫生部药品标准中药成方制剂第一册》，方剂组成为乌梢蛇（鲜、去头、内脏及皮）1000g、银环蛇（鲜，去头、内脏、皮）500g、眼镜蛇（鲜，去头、内脏、皮）500g、大血藤75g、杜仲100g、山木通50g、草乌（制）50g、威灵仙200g、川乌（制）50g、南沙参100g、陈皮50g、寻骨风100g、独活100g、川木香50g、牛膝50g、香加皮100g、当归100g、石南藤100g、黄精（制）200g、南蛇藤200g、乌药50g、石菖蒲100g、白芷50g、伸筋草140g、川芎50g、桑寄生50g、桂枝100g、锁阳150g、甘草80g、大枣200g。三蛇药酒具有祛风除湿、通经活络的功效，常用于改善风寒湿痹、手足麻木、筋骨疼痛、腰膝无力的症状。

风湿痛药酒，记载于《卫生部药品标准中药成方制剂第二册》，方剂组成为石南藤2812g、麻黄94g、枳壳75g、桂枝75g、蚕沙24g、黄精30g、陈皮50g、厚朴11g、苦杏仁 11g、泽泻 11g、山药 11g、苍术 11g、牡丹皮 11g、川芎 11g、白术 11g、白芷 11g、木香 11g、石耳 11g、羌活 11g、小茴香 11g、猪牙皂 11g、补骨脂 11g、香附 11g、菟丝子 11g、没药 11g、当归 11g、乳香 11g。风湿痛药酒具有祛风除湿、通经活络的功效，常用于治疗风湿骨痛、手足麻木、腰痛腿痛、跌打损伤。

西汉古酒，记载于《卫生部药品标准中药成方制剂第二册》，方剂组成为鹿茸 2g、蛤蚧（酒炙）19.5g、狗鞭（酒炙）9.6g、柏子仁（去油）65g、枸杞子 100g、松子仁 50g、黄精 200g。西汉古酒具有补肾益精、强筋补髓的功效，常用于改善腰膝酸软、肢冷乏力、健忘、动则气喘的症状。

灵芝桂圆酒，记载于《卫生部药品标准中药成方制剂第二册》，方剂组成为灵芝 100g、桂圆肉 50g、黄精 100g、党参 50g、枸杞子 50g、黄芪 50g、制何首乌 100g、山药 25g、当归 50g、熟地黄 50g、茯苓 25g、陈皮 25g、大枣 25g。灵芝桂圆酒具有滋补强壮、温补气血、健脾益肺、保肝护肾的功效，常用于身体瘦弱、产后虚弱、贫血、须发早白的辅助治疗。

枸杞药酒，记载于《卫生部药品标准中药成方制剂第二册》，方剂组成为枸杞子 250g、熟地黄 50g、黄精（蒸）50g、百合 25g、远志（制）25g，主要功效是滋肾益肝。

健身药酒，记载于《卫生部药品标准中药成方制剂第二册》，方剂组成为女贞子 29.4g、菟丝子 29.4g、金樱子 29.4g、肉苁蓉 29.4g、黄精 29.4g、熟地黄 73.5g、当归 147g、锁阳 58.8g、淫羊藿 58.8g、远志 58.5g、甘草（炙）14.7g、附子（制）44.1g、黄芪 88.2g、蚕蛾 5.9g、鸡睾丸 23.5g。健身药酒具有提神补气、壮腰固肾的功效，主要用于改善身体虚弱、头晕目眩、健忘疲倦、夜多小便、贫血萎黄、食欲不振。

大补药酒，记载于《卫生部药品标准中药成方制剂第六册》，方剂组成为党参 30g、杜仲（盐水炒）30g、黄芪（炙）30g、白芍（炒）24g、山药 30g、甘草（炙）12g、白术（炒）30g、川芎 12g、当归 30g、黄精（制）84g、茯苓 30g、玉竹（制）84g。大补药酒主要功效是益气补血，可用于改善气血两亏、倦怠、乏力。

金佛酒，记载于《卫生部药品标准中药成方制剂第六册》，方剂组成为佛手 200g、黄精 100g、丹参 100g、白术 50g。金佛酒的主要功效是理气解郁、宽胸活血、养血健胃，常用于改善食欲减退、睡眠不佳。

人参药酒，记载于《卫生部药品标准中药成方制剂第十三册》，方剂组成为黄精（蒸）1250g、高良姜 500g、莱菔子（炒）200g、鹿角胶 85g、白术（炒）200g、鲜人参 3360g、苍术（炒）200g、陈皮 750g、淫羊藿 100g、肉桂 100g、红花 65g、丁香 65g、黄芪 1000g、五味子 200g。人参药酒具有补气养血、暖胃散寒的功效，常用于改善气血两亏、神疲乏力、胃寒作痛、食欲不振。

龙虱补肾酒，记载于《卫生部药品标准中药成方制剂第十四册》，方剂组成为龙虱 100g、肉苁蓉 1.56g、覆盆子 1.56g、党参（饭制）1.56g、莲须 2.31g、枸杞子 3g、杜仲

2.31g、沙苑子1.13g、白术0.81g、楮实子1.56g、黄精1.13g、黄芪（炙)1.56g、牛膝1.56g、菟丝子2.31g、芡实9.37g、制何首乌2.31g、甘草（炙）0.63g、熟地黄3.56g、大枣20g、淫羊藿4.69g、胡芦巴1.13g。龙虱补肾酒的功效是益肾固精，常用于改善肾部亏损、身体虚弱、夜多小便、午夜梦精。

桂龙药酒，记载于《卫生部药品标准中药成方制剂第十四册》，方剂组成为肉桂叶300g、土茯苓30g、赤芍100g、樝藤子100g、红杜仲53g、玉郎伞10g、生地黄10g、三爪龙60g、白芷2g、老鸦嘴13g、千斤拔20g、砂仁2g、黄精5g、牛大力80g、高山龙375g、川芎2g、芦根45g、土甘草69g、青藤45g、五爪龙60g、万筋藤10g、首乌藤150g、当归藤165g、四方藤35g、温姜75g、狮子尾30g、九牛力30g、黑老虎根165g。桂龙药酒具有祛风除湿、舒筋活络、温肾补血的功效，常用于改善风湿骨痛、慢性腰腿痛、肾阳不足、气血亏虚引起的贫血、失眠多梦、气短、心悸、多汗、厌食、腹胀、尿频等症状。

复方乌鸡酒，记载于《卫生部药品标准中药成方制剂第二十册》，方剂组成为乌鸡20g、当归8g、桑寄生5g、红枣20g、黄精8g、益母草流浸膏5g。复方乌鸡酒具有补脾益肾、和血调经的功效，常用于改善脾肾两虚、月经不调的症状。

复方鹿茸酒，记载于《卫生部药品标准中药成方制剂第二十册》，方剂组成为鹿茸8.5g、淫羊藿40g、黄精50g、山药25g。复方鹿茸酒具有补肾、益气润肺的功效，常用于改善腰膝痿软、心悸气短、肺虚咳嗽、脾虚腹泻等症状。

华佗延寿酒，记载于《卫生部药品标准中药成方制剂第二十册》，方剂组成为枸杞子100g、黄精（制）80g、天冬60g、苍术（漂）80g、松叶100g、狗脊60g。华佗延寿酒具有益脾肺、养肝肾、强筋骨的功效，常用于改善身体虚弱、筋骨不健、头昏目暗、腰膝酸软等症状。

冯了性风湿跌打药酒，记载于《中国药典》（2020年版）一部，方剂组成为丁公藤2500g、桂枝75g、麻黄93.8g、羌活7.5g、当归7.5g、川芎7.5g、白芷7.5g、补骨脂7.5g、乳香7.5g、猪牙皂7.5g、陈皮33.1g、苍术7.5g、厚朴7.5g、香附7.5g、木香7.5g、枳壳50g、白术7.5g、山药7.5g、黄精20g、菟丝子7.5g、小茴香7.5g、苦杏仁7.5g、泽泻7.5g、五灵脂7.5g、蚕沙16.2g、牡丹皮7.5g、没药7.5g。具有祛风除湿、活血止痛的功效，常用于改善风寒湿痹、手足麻木、腰腿酸痛、跌扑损伤、瘀滞肿痛等症状。

第2节　黄精膏

黄精膏，记载于唐朝《千金方》卷二十七，方剂组成为黄精，用后旧皮脱，颜色变光，花色有异，鬓发更改，延年不老。

神仙服黄精膏，记载于宋朝的《太平圣惠方》卷九十四，方剂组成为黄精、干姜末、桂心末，疗万病，可以延年补益。

松花膏，记载于金代的《黄帝素问宣明论方》卷九，方剂组成为黄精、防风、干生姜、野菊花、芫花、枸杞子、甘草、苍术，可以治疗劳嗽和一切痰涎肺积喘嗽。

牛髓膏子，记载于元朝的《饮膳正要》卷一，方剂组成为黄精膏、天冬膏、地黄膏、牛骨头内油。补精髓、壮筋骨、和气血、延年益寿，可以治疗身体虚弱、腰腿酸软、气血不足。

肥儿膏，记载于近现代的《人己良方》，方剂组成为莲肉4两、风栗4两、白茯苓4两、淮山药4两、白术4两、麦芽4两、黄精4两、茱萸肉4两、天冬4两、黑枣4两、福橘4两、京柿4两。肥儿膏的功效是健脾胃、进饮食。

复方桑椹膏，记载于近现代的《浙江省药品标准》，方剂组成为桑椹清膏125g、山海螺250g、炙甘草31.25g、炒冬术93.75g、炒白芍62.5g、熟地黄62.5g、麦冬62.5g、制黄精125g、金樱子肉93.75g、首乌藤2.5g、女贞子93.75g、墨旱莲62.5g、橘皮46.875g、红枣31.25g。具有滋阴补血、调补肝肾的功效，主治血虚阴亏、神经衰弱、头目昏晕、腰背酸痛。

退障眼膏，记载于《卫生部药品标准中药成方制剂第十二册》，方剂组成为决明子30g、木贼20g、谷精草20g、蛇蜕2.5g、羌活15g、海藻25g、莪术15g、苍术（炒）15g、黄精25g、枸杞子20g、密蒙花15g、白蒺藜20g、蝉蜕25g、石决明25g、昆布25g、威灵仙15g、细辛7.5g、当归20g、何首乌25g。明目退翳，主治初发白内障及角膜斑翳。

当归黄精膏，记载于《卫生部药品标准中药成方制剂第七册》，方剂组成为当归445g、黄精（蒸）445g。养阴血、益肝脾，主要治疗肝脾阴亏、身体虚弱、饮食减少、口燥咽干、面黄肌瘦。

桂龙药膏，记载于《卫生部药品标准中药成方制剂第八册》，方剂组成为肉桂叶300g、土茯苓30g、赤芍100g、榼藤子100g、红杜仲53g、玉郎伞10g、生地黄10g、三爪龙60g、砂仁2g、老鸦嘴13g、千斤拔20g、白芷2g、黄精2g、牛大力80g、土甘草10000g、川芎2g、芦根45g、高山龙375g、青藤45g、五爪龙60g、万筋藤10g、首乌藤150g、当归藤165g、四方藤55g、温姜75g、狮子尾30g、九牛力30g、黑老虎根165g。有祛风除湿、舒筋活络、温肾补血的功效，主要治疗风湿骨痛、慢性腰腿痛、肾阳不足及气血亏虚引起的贫血、失眠多梦、气短、心悸、多汗、厌食、腹胀、尿频。

抗衰灵膏，记载于《卫生部药品标准中药成方制剂第十二册》，方剂组成为黄芪40g、白术20g、枸杞子40g、地黄20g、桑椹40g、菟丝子20g、茯神40g、熟地黄10g、芡实40g、麦冬10g、党参20g、莲子10g、黄精20g、山茱萸10g、何首乌20g、甘草10g、五味子 20g、山药 10g、玉竹 20g、柏子仁 10g、紫河车 20g、龙眼肉 10g、葡萄干 20g、丹参 10g、黑豆 20g、乌梅 4g。滋补肝肾、健脾养血、宁心安神、润肠通便，主要用于治疗头晕眼花、精力衰竭、失眠健忘、各种原因引起的身体虚弱。

复方滋补力膏，记载于《卫生部药品标准中药成方制剂第十四册》，方剂组成为党参 160g、熟地黄 40g、黄精 80g、枸杞子 40g、何首乌 40g。益气、滋阴、补肾，主要治疗气血不足、肾虚、体力衰弱、腰酸肢软、耳鸣眼花。

益寿强身膏，记载于《卫生部药品标准中药成方制剂第十七册》，方剂组成为党参（炒）50g、人参 6g、茯苓 50g、黄芪（炙）40g、白术（炒）50g、山药 40g、制何首乌 50g、当归 50g、熟地黄 100g、川芎 20g、泽泻 25g、牡丹皮 25g、牛膝 25g、白芍 40g、杜仲叶 60g、续断 25g、阿胶 6g、红花 10g、三七 6g、炙甘草 12g、黄精（制）24g、陈皮 2.5g。补气养血、滋补肝肾、养心安神、强筋健骨、健脾开胃，主要用于治疗体虚气弱、食欲不振、腰膝酸软、神疲乏力、头晕目眩、失眠健忘、年老体弱。

第 3 节　黄精丹

还真二七丹，记载于明朝的《古今医统大全》卷八十四，方剂组成为何首乌、桑椹、生地黄、墨旱莲各取汁半斤，鹿角胶半斤、生姜汁半斤、白蜜半斤、黄精 4 两、人参 4 两、白茯苓 4 两、小茴香 4 两、枸杞子 4 两、鹿角霜 4 两、秦椒 1 两。还真二七丹壮颜容、健筋骨、添精补髓、乌须黑发。

遇仙补寿丹，记载于明朝的《医学入门》卷七，方剂组成为蝙蝠 10 个（捣烂、晒干）、紫黑桑椹（取汁、渣晒干）4L，杜仲、童子发各 180g，天冬 90g，黄精（蜜蒸、晒九次）、何首乌、熟地黄、川椒各 120g，枸杞子、当归各 60 克（为末），墨旱莲、秋石丹、延胡索各 120 克（为末、用桑椹汁拌三味、晒蒸三次、酒煮）。遇仙补寿丹滋肾填精、益血驻颜，治年老体弱，诸般不足。

长春不老仙丹，记载于明朝的《寿世保元》卷四，主要方剂组成为仙茅 4 两、山茱萸 2 两、白何首乌 4 两、赤何首乌 4 两、川草薢 2 两、补骨脂 2 两、黄精 4 两、生地黄 2 两、熟地黄 2 两、黑芝麻 2 两、怀山药 2 两、枸杞子 2 两、天冬 2 两、麦冬 2 两、白茯苓 2 两、辽五味子 2 两、小茴香 2 两、覆盆子 2 两、人参 2 两、嫩鹿茸 2 两、牛膝 2 两。主诸虚百损，五劳七伤。滋肾水，养心血，添精髓，壮筋骨，扶元阳，润肌肤，聪耳明目，宁心益智，乌须黑发，固齿牢牙，返老还童，延年益寿，壮阳种子，却病轻身，长生不老。

延龄聚宝丹 / 保命丹 / 延龄聚宝酒，记载于明朝的《扶寿精方》，方剂组成为何首乌

（去皮）1 两、赤白芍 1 两、生地黄（肥嫩者）8 两、熟地黄（鲜嫩者）4 两、白茯苓（去皮）4 两、莲蕊 4 两、桑椹子（紫黑者）4 两、甘菊花（家园黄白 2 色）4 两、槐角子（炒黄）4 两、五加皮 4 两，天冬（去心）、麦冬（去心）、茅山苍术（去皮、泔浸 1 宿、忌铁）各 2 两 5 钱，石菖蒲、苍耳子（炒、捣去刺）、黄精（鲜肥者）、肉苁蓉（酒洗、去甲心膜）、枸杞子（去蒂、捣碎）、人参、白术（极白无油者）、当归（鲜嫩者）、天麻（如牛角尖者）、防风（去芦）、牛膝（酒洗）、杜仲（姜汁浸 1 宿、炒断丝）、粉甘草（去皮、炙）、沙苑子、蒺藜（炒、舂去刺）各 2 两。滋精养血、益气祛风、乌须黑发。用于气阴两虚、虚风内盛，或肝肾阴虚、虚风内动、头晕目眩、须发早白、腰膝酸痛、神疲乏力。

彭真人还寿丹，记载于明朝的《万病回春》卷五，方剂组成为朱砂（研细、水飞过）1 两、补骨脂（酒浸炒）2 两、核桃仁（去皮、炒，捶去油）4 两、杜仲（姜酒炒）2 两、牛膝（去芦、酒洗）1 两、天冬（去心）1 两、麦冬（去心）1 两、生地黄（酒洗）2 两、熟地黄 2 两、当归（酒洗）1 两、白茯苓（去皮为末、水飞晒干、人乳浸再晒）1 两、川芎 1 两、远志（甘草水泡、去心）1 两、石菖蒲（去毛、盐水浸）1 两、巴戟天（酒浸去梗）1 两、白茯神（去皮木、同煎、茯苓一样制）、青盐 1 两、黄柏（盐水炒）2 两、小茴香（盐水炒）1 两、知母（酒炒、去毛）2 两、川椒（微炒去子、去白隔）4 两、乳香（箬炙）1 两、人参 1 两、黄精（米泔水煮 1 沸，拣去烂的，竹刀切片晒干，却用旱莲 14 两、生姜汁 2 两，各取自然汁，并酒 3 味，停兑熬膏，浸黄精半日，炒苍色）4 两、何首乌（捶碎、煮于黑豆水上、9 蒸 9 晒、再用人乳浸透晒干）4 两。滋肾强精、益心养血、乌须黑发、延年益寿。

金锁补真丹，记载于明朝的《普济方》卷二一八，方剂组成为川续断 5 分、川独活 5 分、谷精草 5 分、黄精草 5 分、莲花蕊（干用）1 两、鸡头粉（煮熟用）1 两、鹿角霜 1 两、金樱子（去皮尖）5 两。升降阴阳、壮元气、益气、补丹田、振奋精神，用于梦遗白浊。

益寿丹，记载于明朝的《普济方》卷二二四，方剂组成为黄精 2 两、木通 2 两、当归 2 两、黄芪 2 两、莲子 2 两、木香 2 两、枸杞子 2 两、肉苁蓉（酒浸）2 两、熟地黄（酒浸）2 两、何首乌 2 两、人参 2 两、补骨脂（酒浸）2 两、柏子仁 2 两、巴戟天（酒浸、去皮）2 两、山茱萸 2 两、黑芝麻（煎、去皮、燥干）2 两、干山药 2 两、菟丝子（酒浸）2 两、杜仲（酒浸）2 两、酸枣仁 2 两、五味子（酒浸）2 两、附子 1 对、石菖蒲（酒浸）1 两、楮实子 1 两、甘菊花 1 两、牛膝（酒浸 3 日）1 两、小茴香（炒）1 两、川乌头（炮）1 两、白茯苓 1 两、覆盆子 1 两、远志（去心、酒浸、焙）1 两、天冬（酒浸、去皮）1 两。除百病、补真气、乌发、驻颜、耐寒、延年益寿。

正元丹，记载于明朝的《普济方》卷二二六，方剂组成为黄精、苍术、北枣。开三焦、破积聚、消五谷、益子精、祛冷除风、令阳气入脑、补益极多。

保元丹，记载于清朝的《本草纲目拾遗》卷八，方剂组成为黄精 1 斤、枸杞子 4 两、酒酿 5 斤、黄酒 5 斤，主要功效是保养元气。

大金丹，记载于清朝的《外科传薪集》，方剂组成为朱砂 3 钱、雄黄精 1 钱、硼砂 1 钱、黄连 3 钱、牛黄 1 分、甘草 1 钱、枯矾 3 分、黄精 3 钱、淡秋石 1 钱、附子 1 钱半，主要治疗虚火上升、咽喉疼痛。

厥证返魂丹，记载于清朝的《感证辑要》卷四，方剂组成为真麝香 2 钱 5 分、生玳瑁 2 钱 5 分、雄黄精 2 钱 5 分、朱砂 2 钱 5 分，主要用于治疗厥证。

第 4 节　黄精丸

二精丸，记载于宋朝的《圣济总录》卷一九八，方剂组成为黄精 2 斤、枸杞子 2 斤，可以助气固精、保镇丹田、活血驻颜、长生不老。

黄精地黄丸，记载于宋朝的《圣济总录》卷一九八，方剂组成为黄精（取汁）1 斗、生地黄（取汁）3 斗，可以辟谷，久服长生。

黄精丸（圣惠），方出宋朝的《太平圣惠方》卷九十四，名见《圣济总录》卷一九八，方剂组成为黄精 10 斤、白蜜 3 斤、天冬 3 斤，可以延年补益。

预知子丸 / 镇心丸，方出自宋朝的《太平惠民和剂局方》卷五，方剂组成为黄精、枸杞子、白茯苓、朱砂、预知子、石菖蒲，主治心气不足、志意不定、神情恍惚、语言错妄、怔悸烦郁、愁忧惨戚、喜怒多恐、健忘少睡、夜多异梦、寐即惊魇或发狂眩等症状。

地黄煎丸，记载于宋朝的《太平圣惠方》卷三十，方剂组成为生黄精 5 斤、生地黄 5 斤、黑芝麻 3 两、牛膝 2 两、肉桂心 2 两、附子 3 两、干漆 3 两、补骨脂 3 两、鹿角胶 2 两、威灵仙 2 两，主治虚劳、精少，食用可以益脏腑、轻身、驻颜色、强志力、补虚损。

五子丸，记载于宋朝的《魏氏家藏方》卷六，方剂组成为黄精 2 两、覆盆子 2 两、杜仲 2 两、菟丝子 2 两、巴戟天 2 两、枸杞子 2 两、远志 2 两、五味子 2 两、茯神 2 两、肉苁蓉 2 两、当归 2 两、山茱萸 2 两、牛膝 2 两、干山药 2 两、萆薢 2 两、熟干地黄 2 两、补骨脂 2 两、青盐 2 两、柏子仁 2 两、石菖蒲 1 两，食用可以固心肾、补元气。

五精煎丸，记载于宋朝的《圣济总录》卷一八七，方剂组成为生黄精 5 斤、茯苓 4 两、甘菊花 4 两、石菖蒲 4 两、桂花 4 两、天冬 1 斤、白术 1 斤、人参 1 斤、牛膝 1 斤、生地黄 5 斤，主要治疗上膈多热、下脏虚冷、皮肤不泽、气力乏少、大便秘涩、头旋痰滞、口干舌强。

斑龙二至百补丸，记载于明朝的《古今医统大全》卷四十八，方剂组成为鹿角 50 两、

冰片 22.5g、草果仁 9g、胡椒 13.5g、天花粉 13.5g、荜茇 18g、肉桂 3.5g。补肾壮阳、温中散寒，主治肾寒肾虚、浮肿、耳鸣、遗精阳痿、胃寒、消化不良。

健脾润肺丸，记载于《国家中成药标准汇编 内科肺系（一）》，方剂组成为山药166.7g、地黄 100g、天冬 33.3g、麦冬 33.3g、黄精 100g、制何首乌 100g、黄芪 66.7g、茯苓 33.3g、白术 26.7g、川贝母 33.3g、北沙参 33.3g、党参 66.7g、山茱萸 66.7g、五味子66.7g、丹参 66.7g、鸡内金 33.3g、山楂 66.7g、阿胶 66.7g、瓜蒌 50g、白及 50g、当归66.7g、白芍 66.7g、甘草 26.7g、百合 33.3g、知母 33.3g、柴胡 33.3g、黄芩 26.7g、陈皮33.3g、蜂蜜 1599g。滋阴润肺、止咳化痰、健脾开胃，主要治疗痨瘵、肺阴亏耗、潮热盗汗、咳嗽咯血、食欲减退、气短无力、肌肉瘦削等肺痨诸症。

养血补肾丸，记载于《国家中成药标准汇编 内科气血津液分册》，方剂组成为何首乌 161.3g、熟地黄 161.3g、黄精 80.7g、牛膝 80.7g、野料豆 80.7g、黑芝麻（炒）40.3g、菟丝子（炒）40.3g、桑椹清膏 161.3g。补肝肾、益精血，主治肝肾不足所致的腰膝不利、头昏目眩、须发早白。

五根油丸，记载于《国家中成药标准汇编 内科气血津液分册》，方剂组成为玉竹500g、黄精 500g、天冬 500g、天花粉 500g、菱角 500g、白硇砂 30g、光明盐 30g、紫硇砂 30g、苦参 30g、肉豆蔻 30g、丁香 30g、高良姜 30g、荜茇 30g、白豆蔻 30g、蔗糖600g、鲜牛奶 2000g、蜂蜜 600g、黄油 500g。补肾健脾、宁心安神，主治脾肾两虚所致的虚痨、四肢无力、腰酸腿疼、头晕耳鸣、失眠多梦。

参精止渴丸（降糖丸），记载于《中国药典》（2005 年版）一部，方剂组成为红参、黄芪、黄精、茯苓、白术、葛根、五味子、黄连、大黄、甘草。益气养阴、生津止渴，主要用于改善气阴两亏、内热津伤所致的消渴，症见少气乏力、口干多饮、易饥、形体消瘦。

黄精丸，记载于《卫生部药品标准中药成方制剂第一册》，方剂组成为黄精 250g、当归 250g。黄精丸具有补气养血的功效，主要用于改善、治疗气血两亏、身体虚弱、腰腿无力、倦怠少食。

健肾生发丸，记载于《卫生部药品标准中药成方制剂第二册》，方剂组成为制何首乌200g、熟地黄 80g、枸杞子 45g、黄精 25g、五味子 15g、大枣 10g、女贞子（酒制）30g、菟丝子 35g、黑芝麻 50g、桑椹 30g、当归 120g、柏子仁 50g、山药 20g、山茱萸（酒蒸）20g、茯苓 32g、泽泻（盐水炒）32g、桑叶 23g、地黄 40g、牡丹皮 32g、黄连 10g、黄柏 10g、杜仲（盐水炒）25g、牛膝 30g、续断 20g、木瓜 20g、羌活 20g、川芎 15g、白芍 15g、甘草 25g。补肾益肝，健肾生发。主治肾虚脱发、肾虚腰痛，主要用于改善慢性肾炎、神经衰弱症状。

抑亢丸，记载于《卫生部药品标准中药成方制剂第三册》，方剂组成为羚羊角 12.5g、白芍 18.8g、天竺黄 25.1g、桑椹 62.5g、延胡索（醋炙）25.5g、青皮（醋炙）38g、香附

12.5g、玄参 12g、石决明 13g、黄精 18g、黄药子 44g、天冬 7g、女贞子 331g、地黄 5g。抑亢丸具有育阴潜阳、豁痰散结、降逆和中的功效，主要用于改善于瘿病（甲状腺功能亢进）引起的突眼、多汗心烦、心悸怔忡、口渴、多食、肌体消瘦、四肢震颤。

养心安神丸，记载于《卫生部药品标准中药成方制剂第四册》，方剂组成为五味子（醋炙）150g、首乌藤 500g、合欢花 250g、黄精（酒炙）200g、当归 250g、丹参 500g、酸枣仁（炒）500g、远志（去心甘草炙）150g、知母 250g、磁石 500g。养心安神丸具有补肾益智、养心安神的功效，主要用于改善心肾不交引起的少眠多梦、头晕心悸、耳鸣健忘、倦怠无力。

鹿尾补肾丸，记载于《卫生部药品标准中药成方制剂第四册》，方剂组成为鹿尾（去毛）31g、牡丹皮 15g、当归（酒蒸）230g、山药 230g、党参（蒸）460g、龟甲胶 77g、菟丝子（盐蒸）123g、锁阳（蒸）153g、泽泻 46g、桑螵蛸（盐蒸）123g、巴戟天（盐蒸）153g、黄精（蒸）123g、冬虫夏草 77g、杜仲（微炒）77g、鹿角胶 77g、莲须 153g、蛤蚧（去头、鳞）5.5g、茯苓 309g、金樱子（去核盐蒸）31g、枸杞子 108g、鹿茸（酒蒸）31g、骨碎补 46g、覆盆子（盐蒸）77g、黄芪 309g。鹿尾补肾丸具有补肾、强筋壮骨、益气补血的功效，主要用于改善气血虚弱、头晕眼花、健忘、腰酸腿痛症状。

生发丸，记载于《卫生部药品标准中药成方制剂第七册》，方剂组成为制何首乌 30g、补骨脂（盐制）15g、牛膝 15g、当归 10g、茯苓 10g、枸杞子 30g、菟丝子（盐制）10g、女贞子 30g、墨旱莲 30g、桑寄生 30g、黑芝麻 30g、熟地黄 15g、桑椹 30g、核桃仁 30g、沙苑子 15g、蛇床子 15g、紫河车 3g、骨碎补 15g、黄芪 30g、黄精（制）30g、五味子 15g、灵芝 15g、地黄 15g、侧柏叶 30g、苦参 10g、山楂 30g。生发丸具有填精补血、补肝滋肾、乌须黑发的功效，主要治疗肝肾不足所致须发早白、头发稀疏、干枯，斑秃脱发。

疏风再造丸，记载于《卫生部药品标准中药成方制剂第七册》，方剂组成为蕲蛇 150g、红参 200g、草豆蔻（炒）100g、甘草 100g、赤芍 50g、胆南星 50g、茯苓 50g、冰片 15g、川芎 150g、广藿香 50g、油松节 50g、附子（制）10g、黄芩 100g、磁石（煅）50g、熟地黄 100g、两头尖 100g、防风 100g、细辛 100g、白术（炒焦）50g、地龙 100g、肉桂 100g、当归 150g、大黄 150g、黄精 100g、乌药 50g、乳香（炒）75g、麻黄 100g、茜草 100g、红花 100g、檀香 50g、全蝎 100g、玄参 50g、葛根 100g、羌活 100g、白芷 100g、独活 100g、木瓜 150g、牛膝 100g、三七 100g、香附 100g、秦艽 50g、青皮 50g、红曲 100g、丁香 100g、骨碎补（烫）50g、制何首乌 100g。疏风再造丸具有舒筋活血、化痰通络的功效，主要用于改善半身不遂、手足麻木、口眼歪斜、筋骨拘挛、屈伸不便、风寒湿痹等症状。

安神益脑丸，记载于《卫生部药品标准中药成方制剂第十册》，方剂组成为当归 110g、茯苓 73g、何首乌（制）146g、酸枣仁（生、炒各半）73g、女贞子 146g、合欢皮

110g、黄精（蒸）140g、远志 12g、墨旱莲 73g、朱砂 18g、桑叶 12g。安神益脑丸具有补肝益肾、养血安神的功效，主要用于改善肝肾不足所致的头痛眩晕、心悸不宁、失眠多梦、健忘等症状。

壮腰健身丸，记载于《中国药典》（2020 年版）一部，方剂组成为女贞子（酒）24g、黄精 24g、熟地黄 36g、金樱子 24g、狗脊 24g、制何首乌 15g、千斤拔 30g。壮腰健身丸具有壮腰健肾的功效，主要用于改善腰酸腿软、头晕耳鸣、眼花心悸等症状。

健肾壮腰丸，记载于《卫生部药品标准中药成方制剂第十五册》，方剂组成为女贞子（酒蒸）75g、黄精 75g、狗脊 75g、金樱子 75g、千斤拔 93.8g、何首乌（制）46.9g、熟地黄 112.6g，健肾壮腰，主要用于改善腰酸腿软、头昏耳鸣、眼花心悸、阳痿遗精等症状。

丹田降脂丸，记载于《卫生部药品标准中药成方制剂第十八册》，方剂组成为丹参、三七、何首乌、人参、川芎、泽泻、当归、黄精、肉桂、淫羊藿、五加皮。丹田降脂丸具有活血化瘀、健脾补肾的功效，能降低血清脂质，改善微循环，常用来治疗高脂血症。

滋肾宁神丸，记载于《卫生部药品标准中药成方制剂第十八册》，方剂组成为熟地黄、山药、金樱子、酸枣仁（炒）、首乌藤、女贞子、菟丝子（制）、牛大力、茯苓、珍珠母、白芍（炒）、丹参、制何首乌、黄精（制）、五味子、五指毛桃。滋肾宁神丸具有滋补肝肾、宁心安神的功效，主要治疗肝肾亏损、头晕耳鸣、失眠多梦、怔忡健忘、腰酸、神经衰弱。

防衰益寿丸，记载于《卫生部药品标准中药成方制剂第二十册》，方剂组成为人参、党参、五味子（醋炙）、当归、远志（甘草炙）、黄芪（蜜炙）、白术（麸炒）、枸杞子、甘草（蜜炙）、山茱萸（酒炙）、玉竹、龙眼肉、白及、银耳、熟地黄、淡菜、松子仁、丹参、沉香、三七、鹿角、龟甲（砂烫醋淬）、莲子、核桃仁、淫羊藿（羊油炙）、山药、陈皮、砂仁、黄柏、黄连、沙苑子、黄芩、墨旱莲、枳实（炒）、石菖蒲、巴戟天（甘草炙）、鱼鳔、海参、何首乌（黑兰酒炙）、大枣、地黄、牛黄、肉桂、鹿筋、黄精（酒炙）、补骨脂（盐炙）、白芍、乌梅肉、菟丝子、柏子仁、冬虫夏草、阿胶、茯苓、诃子、女贞子（酒炙）、肉苁蓉（酒炙）。防衰益寿丸具有滋阴助阳、培元固本的功效，主要治疗气血阴阳亏虚所致的面色无华、气短懒言、神疲乏力、畏寒肢冷、健忘失眠、多梦、五心烦热、盗汗或自汗、头目眩晕、食欲不振、便溏或便秘、月经不调、小便频数或夜尿多。

益肾强身丸，记载于《卫生部药品标准中药成方制剂第二十册》，方剂组成为茯苓、黄芪（蜜炙）、芡实（麸炒）、熟地黄、黑芝麻、侧柏叶、黄精（酒炙）、黑豆、山药、龙骨（煅）、琥珀、紫河车、珍珠、何首乌（黑豆酒炙）、核桃仁、天冬、麦冬、玄参、大青盐、大枣。益肾强身丸具有益肾填精、补气养血的功效，主要用于治疗肾精不足、气血两虚、胸闷气短、失眠健忘、腰酸腿软、全身乏力、脑力减退、须发早白等症状。

强肝丸（浓缩水蜜丸），记载于《卫生部药品标准中药成方制剂第二十册》，方剂组成为当归60g、白芍60g、丹参150g、郁金60g、黄芪150g、党参60g、泽泻60g、黄精60g、地黄45g、山药60g、山楂（去核、炒）75g、神曲90g、茵陈60g、板蓝根45g、秦艽30g、甘草30g。强肝丸具有补脾养血、益气解郁、利湿清热的功效，主要用于治疗气血不足所致的肝郁脾虚、肾虚型慢性肝炎。

巴桑母酥油丸，记载于《卫生部药品标准藏药第一册》，方剂组成为诃子175g、毛诃子150g、余甘子125g、黄精160g、天冬160g、西藏棱子芹160g、蒺藜160g、喜马拉雅紫茉莉160g。巴桑母酥油丸具有益肾、养心安神、强筋骨的功效，主要用于改善心悸失眠、脾胃不和、老年虚弱、经络不利、肢体僵直等症状。

石榴日轮丸，记载于《卫生部药品标准藏药第一册》，方剂组成为石榴籽250g、冬葵果80g、肉桂70g、天冬100g、黄精50g、西藏棱子芹150g、荜茇30g、喜马拉雅紫茉莉100g、红花100g、蒺藜150g、豆蔻40g。石榴日轮丸具有温补胃肾的功效，主要用于治疗消化不良、腰腿冷痛、小便频数、脚背浮肿等症状。

肝络欣丸，记载于《国家药品标准》，方剂组成为蚂蚁300g、黄芪40g、人参20g、枸杞子20g、黄精20g、丹参60g、白术20g、地黄60g、赤芍20g、当归20g、蒲公英60g、虎杖30g、秦艽20g、苍术20g、猪苓20g、陈皮20g、山楂（焦）20g、六神曲（焦）20g、麦芽（焦）20g、青皮20g。肝络欣丸具有益气补肾、活血养肝、行滞化湿的功效，主要用于治疗胁肋隐痛、经久难愈、腹胀纳差、脘痞泛恶、倦怠乏力、腰膝酸软、口干、面色黯滞等症状。

补肾丸，记载于《卫生部药品标准藏药第一册》，方剂组成为牛睾丸100g、马睾丸100g、羊睾丸100g、鹿鞭100g、驴鞭100g、手参150g、黄精150g、枸杞子200g、甘草200g。补肾丸具有锁阳固精、滋阴补肾的功效，主要用于治疗肾水不足、头晕咳嗽、腰膝酸痛、梦遗滑精等症状。

滋补酥油丸，记载于《卫生部药品标准藏药第一册》，方剂组成为诃子500g、土当归280g、毛诃子380g、手参50g、余甘子400g、人参15g、天冬280g、冬虫夏草100g、刺蒺藜280g、鹿茸100g、茅膏菜700g、蜂蜜（制）2500g、黄精250g、鲜酥油7500g、喜马拉雅紫茉莉250g。滋补酥油丸具有补肾、延长益智、光泽皮肤的功效，主要用于治疗肾虚、白带过多及虚证。

四物汤二至丸加减方，记载于近现代的《董国权方》，方剂组成为生地黄15g、当归9g、灵磁石30g、砂仁6g、熟地黄15g、川芎6g、墨旱莲15g、桑椹子15g、白芍12g、制何首乌15g、朱茯神15g、木瓜9g、黄精15g，具有补肾荣发、养血宁心的功效，主要用于治疗心肾不足、血不荣发等症状。

四物五子丸加减方，记载于近现代的《李传课方》，方剂组成为熟地黄12g、制何首乌12g、黄精12g、菟丝子12g、枸杞子12g、覆盆子12g、桑椹子12g、丹参12g、车前子（布包煎）9g、川芎6g，具有补益肝肾的功效，主肝肾虚弱和早期视神经萎缩。

蛤蚧大补丸，记载于《卫生部药品标准中药成方制剂第八册》，方剂组成为蛤蚧52g、党参50g、黄芪50g、枸杞子50g、当归50g、茯苓50g、熟地黄75g、女贞子63g、甘草25g、山药50g、木瓜38g、狗脊63g、白术25g、巴戟天（盐制）38g、续断（盐制）63g、杜仲63g、黄精63g、骨碎补（炒）63g。蛤蚧大补丸具有补血益气、健脾暖胃、祛风湿、壮筋骨的功效，主要用于治疗体弱、头晕目眩、食欲不振、腰酸骨痛等症状。

第 5 节　黄精片

　　降糖通脉片，记载于国家药品监督管理局的注册标准，方剂组成为地龙、荔枝核、威灵仙、鸡血藤、川牛膝、水蛭、赤芍、益母草、丹参、黄连、葛根、知母、苍术、天花粉、玄参、麦冬、天冬、黄精、黄芪、太子参、川芎。降糖通脉片可以益气养阴，活血化瘀，通经活络，常用于治疗气阴不足、瘀血阻络所致消渴、多饮、多食、多尿、消瘦、乏力，以及 2 型糖尿病。

　　障眼明片，记载于《中国药典》（2020 年版）一部，方剂组成为石菖蒲22g、决明子30g、肉苁蓉37g、葛根37g、青葙子30g、党参48g、蔓荆子30g、枸杞子48g、车前子37g、白芍45g、山茱萸24g、甘草22g、菟丝子61g、升麻7g、蕤仁37g、菊花37g、密蒙花37g、川芎30g、酒黄精37g、熟地黄61g、关黄柏30g、黄芪48g。补益肝肾、退翳明目。可以治疗肝肾不足所致的干涩不舒、单眼复视、腰膝酸软，或轻度视力下降；早、中期老年性白内障见上述证候者。

　　肾炎舒片，记载于《中国药典》（2020 年版）一部，方剂组成为苍术125g、茯苓150g、白茅根125g、防己75g、人参50g、黄精75g、菟丝子75g、枸杞子75g、金银花125g、蒲公英150g。益肾健脾、利水消肿，可以治疗脾肾阳虚型肾炎引起的浮肿、腰痛、头晕、乏力等症。

　　芪蛭降糖片，记载于《中国药典》（2020 年版）一部，方剂组成为黄芪1000g、地黄830g、黄精830g、水蛭670g。益气养阴、活血化瘀，可以用来治疗气阴两虚、血瘀引起的消渴，症见口渴多饮、多尿易饥、体瘦乏力，自汗盗汗、面色晦暗、肢体麻木。

　　再造生血片，记载于《中国药典》（2020 年版）一部，方剂组成为菟丝子（酒制）85g、红参25.5g、鸡血藤59.5g、阿胶25.5g、当归42.5g、女贞子25.5g、黄芪42.5g、益母草25.5g、熟地黄42.5g、白芍25.5g、制何首乌42.5g、淫羊藿25.5g、黄精34g、鹿茸2.55g、党参34g、麦冬25.5g、仙鹤草34g、白术25.5g、补骨脂25.5g、枸杞子34g、墨旱莲25.5g。再造生血片具有很好的补肝益肾、补气养血功效。

天麻首乌片，记载于《中国药典》（2020 年版）一部，方剂组成为天麻 33.75g、白芷 26.25g、制何首乌 56.25g、熟地黄 56.25g、丹参 56.25g、川芎 22.5g、当归 75g、炒蒺藜 37.5g、桑叶 37.5g、墨旱莲 75g、酒女贞子 75g、白芍 75g、黄精 75g、甘草 11.25g。滋阴补肾、养血息风，可以治疗肝肾阴虚所致的头晕目眩、头痛耳鸣、口苦咽干、腰膝酸软、脱发、白发、脑动脉硬化、早期高血压、血管神经性头痛、脂溢性脱发。

稳心片，记载于《中国药典》（2020 年版）一部，方剂组成为党参 675g、黄精 900g、三七 135g、琥珀 90g、甘松 450g。稳心片具有益气养阴、活血化瘀的功效，主要治疗气阴两虚兼心脉瘀阻所致的心悸不宁、气短乏力、头晕心悸、胸闷胸痛。

复方肾炎片，记载于《国家中成药标准汇编 内科肾系分册》，方剂组成为益母草 200g、丹参 150g、黄芪 150g、黄芩 90g、黄精 50g、茯苓 90g、半枝莲 90g、蒲黄 50g、菟丝子 100g、茜草 50g、牵牛子 50g、山楂 150g、芦根 90g、白茅根 100g、车前子 100g、硬脂酸镁 2.5g、糊精 15g。复方肾炎片具有活血化瘀、利尿消肿的功效，可用于治疗湿热蕴结所致的急、慢性肾炎水肿、血尿、蛋白尿。

复方钩藤片，记载于《国家中成药标准汇编 脑系经络肢体分册》，方剂组成为钩藤总碱 2g、蜜环菌粉 94g、向日葵盘 150g、桑寄生 150g、黄精 125g、夏枯草 125g、葛根 125g、酸枣仁 125g、菊花 62.5g、牛膝 125g、山楂 100g、制何首乌 100g、石决明 125g、女贞子 125g、蔗糖 6.4g、淀粉 6.4g、硬脂酸镁 3.2g。复方钩藤片具有滋补肝肾、平肝潜阳的功效，可以用于治疗肝肾不足、肝阳上亢、眩晕头痛、失眠耳鸣、腰膝酸软等症状。

生精片，记载于国家药品监督管理局的注册标准，方剂组成为银杏叶、马鞭草、大血藤、杜仲、覆盆子、金樱子、仙茅、骨碎补、补骨脂、桑椹、何首乌、黄精、淫羊藿、沙苑子、菟丝子、冬虫夏草、人参、枸杞子、鹿茸。生精片具有补肾益精、滋阴壮阳的功效，常用于治疗肾阳不足所致的腰膝酸软、头晕耳鸣、神疲乏力，男子无精、少精、弱精、精液不液化。

降脂灵分散片，记载于国家药品监督管理局的注册标准，方剂组成为决明子、山楂、黄精、枸杞子、制何首乌。降脂灵分散片具有补肝益肾、养血、明目、降脂的功效，常用于治疗肝肾阴虚、头晕、目昏、须发早白、高脂血症。

降糖舒片，记载于《新药转正标准第八十八册》，方剂组成为人参、枸杞子、黄芪、刺五加、黄精、益智仁、牡蛎、地黄、熟地黄、葛根、丹参、荔枝核、知母、生石膏、芡实、山药、玄参、五味子、麦冬、乌药、天花粉、枳壳。降糖舒片具有滋阴补肾、生津止渴的功效，常用于治疗糖尿病及糖尿病引起的全身综合征。

红鹿参片，记载于《新药转正标准第八十三册》，方剂组成为红参、鹿茸、人参茎叶总皂苷、何首乌、黄精、丹参、山楂、大黄（酒制）。红鹿参片具有补益气血、活血通滞的功效，常用于治疗脾肾两虚、血脉瘀阻，症见健忘、语言颠倒、神情呆滞、肢体麻木不遂、智力减退。

补肾益寿片，记载于《新药转正标准第七十九册》，方剂组成为红参、制何首乌、枸杞子、淫羊藿、黄精、灵芝、珍珠、丹参、甘草，具有补肾益气的功效，常用于治疗失眠、耳鸣、腰酸、健忘、倦怠、胸闷气短、夜尿频数。

健脑安神片，记载于《中国药典》（2020年版）一部，方剂组成为酒黄精47g、淫羊藿39g、枸杞子16g、鹿茸0.8g、鹿角胶2g、鹿角霜5g、红参2g、大枣16g、茯苓8g、麦冬8g、龟甲4g、炒酸枣仁8g、南五味子31g、制远志16g、熟地黄8g、苍耳子31g。健脑安神片具有滋补强壮、镇静安神的功效，常用于治疗神经衰弱、头痛、头晕、健忘失眠、耳鸣。

活血通脉片，记载于《中国药典》（2020年版）一部，方剂组成为鸡血藤91g、桃仁18g、丹参91g、赤芍45g、红花36g、降香36g、郁金45g、三七91g、川芎27g、陈皮91g、木香36g、石菖蒲45g、枸杞子91g、酒黄精182g、人参45g、麦冬91g、冰片9g。活血通脉片具有行气活血、通脉止痛的功效，常用于治疗冠心病、心绞痛、气滞血瘀。

降糖甲片，记载于《中国药典》（2020年版）一部，方剂组成为黄芪428.4g、酒黄精428.4g、地黄428.4g、太子参428.4g、天花粉428.4g。降糖甲片具有补中益气、养阴生津的功效，常用于治疗气阴两虚型消渴，即非胰岛素依赖型糖尿病。

降脂灵片，记载于《中国药典》（2020年版）一部，方剂组成为制何首乌222g、枸杞子222g、黄精296g、山楂148g、决明子44g。降脂灵片具有补肝益肾、养血、明目、降脂的功效，常用于治疗肝肾阴虚，头晕。

古汉养生精片，记载于《中国药典》（2020年版）一部，方剂组成为人参、炙黄芪、金樱子、枸杞子、女贞子、菟丝子、淫羊藿、白芍、炙甘草、炒麦芽、黄精。古汉养生精片具有补气、滋肾、益精的功效，常用于治疗气阴亏虚、肾精不定所致的头晕、心悸、目眩、耳鸣、健忘、失眠、疲乏无力。

金关片，记载于《新药转正标准第8册》，本品为雷公藤、续断、山药、细辛、制附子、茯苓、桑枝、桂枝、鹿角霜、秦艽、丹参、枸杞子、牛膝、鸡血藤、黄精、淫羊藿、薏苡仁、黄芪等药味经加工制成的片剂。金关片具有补益肝肾、祛寒止痛、活血通络的功效，常用于治疗肝肾不足、寒湿凝聚、瘀血阻络之顽痹，症见屈伸不利、久痛不已、遇寒加重、畏寒肢冷、腰膝酸软、气短、倦怠。

补金片，记载于《卫生部药品标准中药成方制剂第二十册》，方剂组成为陈皮12.5g、哈蟆油12.5g、鹿角胶7.5g、乌梢蛇（去头、炒）18.8g、紫河车62.5g、鸡蛋黄油12.5g、桔梗18.8g、龟甲胶6.3g、百部（蜜炙）31.3g、浙贝母12.5g、红参12.5g、白及31.3g、黄精（蒸）31.3g、茯苓12.5g、蛤蚧（去头、足）5g、麦冬18.8g、核桃仁18.8g、当归12.5g。补金片具有补肾益肺、健脾化痰、止咳平喘的功效，常用于治疗肺结核、慢性支气管炎、肺气肿、肺源性心脏病。

参芪博力康片，记载于《卫生部药品标准中药成方制剂第十九册》，方剂组成为人参120g、淫羊藿120g、菟丝子195g、黄芪210g、灵芝120g、何首乌（制）120g、黄精

90g、麦冬 135g、当归 75g、知母（盐炒）75g、黄柏（盐炒）75g、天花粉 90g、五味子 75g，具有益气养血、滋阴补阳的功效。

糖脉康片，记载于《中国药典》（2020 年版）一部，方剂组成为黄芪 240g、地黄 260g、赤芍 260g、丹参 240g、牛膝 150g、麦冬 150g、葛根 150g、桑叶 150g、黄连 50g、黄精 150g、淫羊藿 200g。糖脉康片具有清热、活血化瘀、益气固肾的功效，常用于治疗气阴两虚兼血瘀所致的口渴喜饮、倦怠乏力、气短懒言、自汗、盗汗、五心烦热、胸中闷痛、肢体麻木或刺痛、便秘、2 型糖尿病及并发症。

参茸延龄片，记载于《卫生部药品标准中药成方制剂第十三册》，方剂组成为核桃仁 25g、龟甲（制）25g、枸杞子 25g、制何首乌 100g、紫河车 1 具、乳香（炒）12.5g、黄芪 50g、韭菜子（炒）200g、五味子 50g、蛤蚧（去头足）2 对、地龙 25g、红参 50g、淫羊藿（羊脂油制）150g、鹿茸（去毛）5g、鹿角霜 50g、菟丝子（酒制）25g、巴戟天 25g、黄精（蒸）100g、沉香 12.5g、补骨脂（盐制）200g、仙茅 50g、鹿角胶 25g、没药（炒）12.5g。参茸延龄片具有滋阴壮阳、调补气血的功效，常用于改善身体虚瘦、耗神过度、肾亏阳痿、腰疼背痛、四肢倦怠的症状。

玉金方片，记载于《卫生部药品标准中药成方制剂第十三册》，方剂组成为人参、海马、制何首乌干浸膏、黄精干浸膏、猕猴桃原汁干粉、猪脑粉、盐酸普鲁卡因、苯甲酸、偏重亚硫酸钾、维生素 B_1、维生素 E、磷酸三钙、维生素 C。玉金方片具有补益元气、滋补肝肾、调气和血的功效，常用于治疗元气亏虚、肝肾不足所致的心悸、胸痹，用于冠心病、动脉硬化、高脂血症、高血糖及精力不足、老年斑、早衰。

补脑安神片，记载于《卫生部药品标准中药成方制剂第十二册》，方剂组成为当归 110g、制何首乌 146g、女贞子 146g、酸枣仁（生、炒各半）73g、黄精（蒸）140g、茯苓 73g、合欢皮 110g、墨旱莲 73g、朱砂 18g、远志 12g、桑叶 12g。补脑安神片具有补肝益肾、养血安神的功效，常用于治疗肝肾不足所致头痛眩晕、心悸不宁、失眠多梦、健忘。

再障生血片，记载于《卫生部药品标准中药成方制剂第十八册》，方剂组成为菟丝子（酒制）、红参、鸡血藤、阿胶、当归、女贞子、黄芪、益母草、熟地黄、白芍、制何首乌、淫羊藿、黄精（酒制）、鹿茸（去毛）、党参、麦冬、仙鹤草、白术（炒）、枸杞子、墨旱莲、补骨脂（盐制）。再障生血片具有滋阴补肾、补气生血、活血止血的功效，常用于治疗气血两亏、再生障碍性贫血、缺铁性贫血、白细胞减少。

冠脉宁片，记载于《卫生部药品标准中药成方制剂第十册》，方剂组成为丹参 112.5g、没药（炒）25.5g、鸡血藤 112.5g、血竭 25.5g、延胡索（醋制）45g、当归 45g、郁金 45g、制何首乌 75g、桃仁（炒）30g、黄精（蒸）75g、红花 30g、葛根 112.5g、乳香（炒）25.5g、冰片 4.5g。冠脉宁片具有活血化瘀、行气止痛的功效，常用于治疗以胸部刺痛、固定不移、入夜更甚、心悸不宁、舌质紫暗、脉沉弦为主症的冠心病、心绞痛、冠状动脉供血不足。

肝舒片，记载于《卫生部药品标准中药成方制剂第三册》，方剂组成为当药 1000g、党参 310g、黄精 310g、木香 310g、维生素 C10g。肝舒片具有改善肝功能、增加食欲的功效，常用于治疗慢性和迁延性肝炎。

脑灵片，记载于《卫生部药品标准中药成方制剂第五册》，方剂组成为黄精（蒸）99g、淫羊藿 82g、苍耳子 66g、麦冬 16g、红参 3.3g、远志（制）33g、酸枣仁（炒）16g、五味子 66g、枸杞子 33g、鹿茸 1.6g、龟甲（醋制）8g、茯苓 16g、大枣（去核）33g、熟地黄 17g、鹿角胶 3.3g。脑灵片具有补气血、养心肾、健脑安神的功效，常用于治疗神经衰弱、健忘失眠、头晕心悸、身倦无力、体虚自汗、阳痿遗精症状。

老年咳喘片，记载于《中国药典》（2020 年版）一部，方剂组成为黄芪 110g、白术 66g、防风 66g、甘草 44g、黄精 66g、淫羊藿 66g、补骨脂 66g。老年咳喘片具有滋阴壮阳、扶正固本的功效，常用于提高免疫能力，促进病体康复。

血压平片，记载于《卫生部药品标准中药成方制剂第六册》，方剂组成为毛冬青 36g、钩藤 27.2g、墨旱莲 34g、升麻 6.8g、谷精草 27.2g、夏枯草 34g、牛膝 13.6g、槐米 34g、桑寄生 68g、黄芩 20.4g、黄精 34g、珍珠层粉 10g。血压平片具有平肝潜阳、通血活络的功效，常用于治疗头晕目眩。

健身宁片，记载于《卫生部药品标准中药成方制剂第二册》，方剂组成为何首乌 200g、黄精（酒炙）100g、熟地黄 50g、当归 100g、党参 25g、女贞子（酒炙）50g、桑椹 100g、墨旱莲 50g、乌梅 6.25g、鹿茸（去毛）6.25g。健身宁片具有滋补肝肾、养血健身的功效，常用于治疗肝肾不足引起的腰酸腿软、神疲体倦、头晕耳鸣、心悸气短、须发早白。

脑灵素片，记载于《卫生部药品标准中药成方制剂第十六册》，方剂组成为黄精（蒸）、枸杞子、茯苓、苍耳子（炒）、淫羊藿、远志（制）、大枣、五味子、酸枣仁（炒）、麦冬、龟甲（制）、鹿茸（去毛）、鹿角胶、熟地黄、人参。脑灵素片具有补气血、养心肾、健脑安神的功效，常用于治疗神经衰弱、健忘失眠、头晕心悸、身倦无力、体虚自汗、阳痿遗精等症状。

健儿片，记载于《卫生部药品标准中药成方制剂第六册》，方剂组成为黄芪 180g、牡蛎 54g、五味子 54g、淫羊藿 54g、黄精 54g、茯苓 54g、鸡内金 42g、青黛 9g。健儿片具有扶正祛邪、固表止汗、健脾和胃的功效，常用于治疗脾虚胃弱引起的少食、多汗、睡眠不宁。

消渴降糖片，记载于《卫生部药品标准中药成方制剂第九册》，方剂组成为蔗鸡 555.5g、黄精（制）180.5g、甜叶菊 27.8g、桑椹 111g、山药 111g、天花粉 111g、红参 33.3g。消渴降糖片具有清热生津、益气养阴的功效，常用于治疗糖尿病。

舒冠片，记载于《卫生部药品标准中药成方制剂第八册》，方剂组成为川芎 400g、制何首乌 534g、黄精（制）534g、红花 400g、淫羊藿 400g、五灵脂（醋制）267g、丹参 400g。舒冠片具有养阴活血、益气温阳的功效，常用于防治冠心病、心绞痛、动脉粥样硬化、高脂血症及抗血栓形成的心绞痛。

第6节 黄精颗粒

糖脉康颗粒，记载于《中国药典》（2020年版）一部，方剂组成为黄芪240g、地黄260g、赤芍260g、丹参240g、牛膝150g、麦冬150g、葛根150g、桑叶150g、黄连50g、黄精150g、淫羊藿200g，具有养阴清热、活血化瘀、益气固肾的功效，可用于治疗糖尿病气阴两虚兼血瘀所致的倦怠乏力、气短懒言、自汗、盗汗、五心烦热、口渴喜饮、胸中闷痛、肢体麻木或刺痛、便秘。

澳泰乐颗粒，记载于《中国药典》（2020年版）一部，方剂组成为返魂草1000g、郁金50g、黄精50g、白芍15g、麦芽100g，具有疏肝理气、清热解毒的功效，可以治疗肝郁毒蕴所致的胁肋胀痛、口苦纳呆、乏力、慢性肝炎。

稳心颗粒，记载于《中国药典》（2020年版）一部，方剂组成为党参300g、黄精400g、三七60g、琥珀40g、甘松200g，益气养阴、活血化瘀，可以治气阴两虚、心脉瘀阻所致的心悸不宁、气短乏力、胸闷胸痛、室性早搏、房性早搏。

乙肝养阴活血颗粒，记载于《中国药典》（2020年版）一部，方剂组成为地黄66.67g、北沙参83.33g、麦冬66.67g、酒女贞子83.33g、五味子55.56g、黄芪111.11g、当归66.67g、制何首乌83.33g、白芍83.33g、阿胶珠83.33g、泽兰83.33g、牡蛎111.11g、橘红55.56g、丹参111.11g、川楝子55.56g、黄精83.33g。滋补肝肾、活血化瘀，可以治疗肝肾阴虚型慢性肝炎，症见面色晦暗、头晕耳鸣、五心烦热、腰腿酸软、齿鼻衄血、胁下痞块、赤缕红斑。

益髓颗粒，记载于《新编国家中成药第2版》，每克含药量为熟地黄37mg、枸杞子37mg、丹参29mg、巴戟天37mg、山茱萸29mg、牡丹皮22mg、黄芪29mg、紫梢花29mg、马钱子粉18mg、冬虫夏草7.3mg、当归37mg、川芎22mg、鹿茸7.3mg、黄精37mg、山药29mg、鸡血藤29mg、人参37mg、牛脊髓（鲜）37mg。益精填髓、补肾壮阳，可以治疗脊髓空洞症及其他脊髓疾患等症引起的腰酸腿软、肌肉萎缩疼痛、冷热感迟钝、目眩耳鸣。

古汉养生精颗粒，记载于《中国药典》（2020年版）一部，方剂组成为人参、炙黄芪、金樱子、枸杞子、女贞子、菟丝子、淫羊藿、白芍、炙甘草、炒麦芽、黄精。古汉养生精颗粒补气、滋肾、益精，可以治疗气阴亏虚、肾精不足所致的头晕、心悸、目眩、耳鸣。

益肾养元颗粒，记载于《中国药典》（2020年版）一部，方剂组成为何首乌、狗脊、金樱子、补骨脂、黄精、当归、菟丝子、陈皮。益肾养元颗粒可用于治疗肝肾不足、脾气虚弱、面色萎黄、倦怠纳差、腰膝酸痛。

舒冠颗粒，记载于《新药转正标准第八十一册》，方剂组成为制何首乌、川芎、制黄精、红花、淫羊藿、醋五灵脂、丹参。养阴活血、益气温阳，可以防治冠心病、心绞痛、动脉粥样硬化、高脂血症及抗血栓形成。

参竹精颗粒，记载于国家药品监督管理局，方剂组成为手参100g、玉竹100g、黄精100g、制何首乌100g、广枣600g。补肾、滋补强身。可以治疗肾寒、肾虚、精血不足、筋骨酸痛、年迈体弱。

强肝颗粒，记载于国家药品监督管理局的注册标准，方剂组成为秦艽、板蓝根、茵陈、神曲、丹参、山楂、山药、地黄、黄精、泽泻、党参、黄芪、郁金、白芍、当归、甘草。强肝颗粒具有清热利湿、补脾养血的功效，可益气解郁，治疗慢性肝炎、早期肝硬化、脂肪肝、中毒性肝炎。

肾炎舒颗粒，记载于《新药转正标准第五十三册》，方剂组成为苍术、茯苓、白茅根、防己、生晒参（去芦）、黄精、菟丝子、枸杞子、金银花、蒲公英。具有益肾健脾、利水消肿的功效，在治疗脾肾阳虚型肾炎引起的浮肿、腰痛、头晕、乏力功效显著。

降脂灵颗粒，记载于《中国药典》（2020年版）一部，方剂组成为制何首乌369.8g、枸杞子369.8g、黄精493.1g、山楂246.6g、决明子73.3g。滋补肝肾、养血明目。在治疗肝肾阴虚之头晕目眩、须发早白、高脂血症、高血压、冠心病等方面功效显著。

津力达颗粒，记载于《中国药典》（2020年版）一部，方剂组成为人参184.5g、黄精244.5g、麸炒苍术122.2g、苦参100g、麦冬244.5g、地黄184.5g、制何首乌149g、山茱萸244.5g、茯苓149g、佩兰100g、黄连100g、知母122.2g、炙淫羊藿100g、丹参160g、粉葛244.5g、荔枝核244.5g、地骨皮149g。益气养阴、健脾运津，可以用于治疗2型糖尿病气阴两虚证。

降糖甲颗粒，记载于《新药转正标准第五十三册》，方剂组成为黄芪、黄精（酒制）、地黄、太子参、天花粉。降糖甲颗粒具有益气、养阴、生津的功效，可用于治疗气阴两虚型消渴病。

绿及咳喘颗粒，记载于《国家中成药标准汇编　内科肺系（二）》，方剂组成为小绿芨200g、鸡矢藤200g、功劳木100g、通关藤100g、白及100g、虎杖100g、透骨草100g、黄精100g、蔗糖600g、糊精250g。绿及咳喘颗粒具有养阴清热、润肺止咳的功效，常用于治疗热燥犯肺引起的咳嗽、潮热、盗汗。

尿路康颗粒，记载于《国家中成药标准汇编　外科妇科分册》，方剂组成为益母草1000g、墨旱莲1000g、车前草1000g、灯心草300g、金钱草1000g、甘草200g、黄精1000g、山药500g、蔗糖850g。尿路康颗粒具有清热利湿、健脾益肾的功效，主要用于治疗下焦湿热、脾肾两虚所致的淋证、小便不利。

十一味黄精颗粒，记载于《国家中成药标准汇编　外科妇科分册》，方剂组成为黄精160g、天冬100g、手参160g、蒺藜100g、肉豆蔻100g、菟丝子160g、枸杞子120g、西红花6g、当归100g、肉桂60g、紫河车30g、淀粉40g、蔗糖200g。十一味黄精颗粒具有滋补肾精、益气补血的功效，常用于治疗月经量少、后错的症状。

养胃舒颗粒，记载于《卫生部药品标准中药成方制剂第十八册》，方剂组成为党参、白术（炒）、黄精（蒸）、山药、干姜、菟丝子、陈皮、玄参、乌梅、山楂（炒）、北沙参。养胃舒颗粒常被用于滋阴养胃，治疗慢性胃炎、胃脘灼烧、隐隐作痛的症状。

参麦颗粒，记载于《卫生部药品标准中药成方制剂第十三册》，方剂组成为红参2g、南沙参27g、麦冬45g、黄精27g、山药34g、枸杞子14g。参麦颗粒具有养阴生津的功效，常用于改善面黄肌瘦、津少口渴、腰膝酸软、食欲不振、头晕眼花、心悸气短、神经衰弱症状。

遐龄颗粒，记载于《卫生部药品标准中药成方制剂第十七册》，方剂组成为三七20g、制何首乌30g、枸杞子30g、山楂50g、黄精（制）50g、菟丝子50g、菊花30g、黑芝麻（炒）30g、楮实子30g、桑椹清膏80g。遐龄颗粒具有滋补肝肾、生精益髓的功效，常用于改善肝肾亏损、精血不足引起的神疲体倦、失眠健忘、腰膝酸软等症状。

精乌颗粒（冲剂），记载于《卫生部药品标准中药成方制剂第十五册》，方剂组成为黄精（制）500g、制何首乌500g、女贞子（制）250g、墨旱莲250g。精乌颗粒具有补肝肾、益精血、壮筋骨的功效，常用于改善失眠多梦、耳鸣健忘、头发脱落、须发早白的症状。

古汉养生颗粒，记载于《卫生部药品标准中药成方制剂第十九册》，方剂组成为人参、黄芪（蜜炙）、金樱子、枸杞子、女贞子、菟丝子、淫羊藿、白芍、甘草（蜜炙）、麦芽（炒）、黄精（制）。古汉养生颗粒具有滋肾益精、补脑安神的功效，常用于改善头晕心悸、目眩耳鸣、健忘失眠、疲乏无力、病后虚弱等症状。

古汉养生精颗粒，记载于《中国药典》（2020年版）一部，方剂组成为人参、炙黄芪、金樱子、枸杞子、女贞子（制）、菟丝子、淫羊藿、白芍、炙甘草、炒麦芽、黄精（制）。古汉养生精颗粒具有补气、滋肾、益精的功效，常用于改善气阴亏虚、肾精不定所致的头晕、心悸、目眩、耳鸣、健忘、失眠、疲乏无力等症状。

复方补骨脂冲剂，记载于《卫生部药品标准中药成方制剂第四册》，方剂组成为补骨脂200g、锁阳248g、续断248g、狗脊314g、赤芍314g、黄精248g，主要用于改善肾阳虚亏。

益髓冲剂，记载于《卫生部药品标准中药成方制剂第四册》，方剂组成为熟地黄55g、枸杞子55g、丹参44g、巴戟天55g、山茱萸44g、牡丹皮33g、黄芪44g、紫梢花44g、马钱子粉27.5g、冬虫夏草11g、当归55g、川芎33g、鹿茸11g、黄精55g、山药44g、鸡血藤44g、人参55g、牛脊髓（鲜）55g，主要功效是补肾壮阳。

第7节　黄精胶囊

冠脉宁胶囊，记载于《中国药典》（2020年版）一部，方剂组成为丹参112.5g、没药

25.5g、鸡血藤 112.5g、血竭 25.5g、醋延胡索 45g、当归 45g、郁金 45g、制何首乌 75g、炒桃仁 30g、酒黄精 75g、红花 30g、葛根 112.5g、乳香 25.5g、冰片 4.5g。具有活血化瘀、行气止痛的功效，在治疗以胸部刺痛、固定不移、入夜更甚、心悸不宁、舌质紫暗、脉沉弦为主症的冠心病、心绞痛、冠状动脉供血不足等疾病效果显著。

芪蛭降糖胶囊，记载于《中国药典》（2020 年版）一部，方剂组成为黄芪 1000g、地黄 830g、黄精 830g、水蛭 670g。具有益气养阴、活血化瘀的功效，可以治疗气阴两虚、血瘀引起的口渴多饮、多尿易饥、体瘦乏力、自汗盗汗、面色晦暗、肢体麻木、2 型糖尿病。

补脑安神胶囊，记载于国家药品监督管理局的注册标准，方剂组成为当归 110g、制何首乌 146g、女贞子 146g、酸枣仁（生、炒各半）73g、黄精（蒸）140g、茯苓 73g、合欢皮 110g、墨旱莲 73g、朱砂 18g、远志 12g、桑叶 12g。具有补肝益肾、养血安神的功效，可以治疗肝肾不足所致的头痛眩晕、心悸不宁、失眠多梦、健忘等症状。

灵精胶囊，记载于国家药品监督管理局的注册标准，方剂组成为决明子、荷叶、山楂、葛根、黄精、泽泻、槐花、丹参、灵芝、至灵菌丝。具有健脾益肾、化痰祛瘀的功效，在治疗脾肾两虚、瘀浊阻滞型高脂血症方面效果显著。

糖脉康胶囊，记载于《中国药典》（2020 年版）一部，方剂组成为黄芪 200g、地黄 216.7g、赤芍 216.7g、丹参 200g、牛膝 125g、麦冬 125g、葛根 125g、桑叶 125g、黄连 41.7g、黄精 125g、淫羊藿 166.7g。具有清热、活血化瘀、益气固肾的功效，在治疗气阴两虚兼血瘀所致的口渴喜饮、倦怠乏力、气短懒言、自汗盗汗、五心烦热、胸中闷痛、肢体麻木或刺痛、便秘、2 型糖尿病及并发症等方面效果显著。

生精胶囊，记载于《国家中成药标准汇编　内科肾系分册》，方剂组成为鹿茸 46.4g、枸杞子 46.4g、人参 46.4g、冬虫夏草 46.4g、菟丝子 46.4g、沙苑子 46.4g、淫羊藿 46.4g、黄精 46.4g、何首乌 92.8g、桑椹 46.4g、补骨脂 46.4g、骨碎补 92.8g、仙茅 46.4g、金樱子 46.4g、覆盆子 46.4g、杜仲 46.4g、大血藤 46.4g、马鞭草 46.4g、银杏叶 92.8g。生精胶囊主要治疗肾阳不足所致腰膝酸软，头晕耳鸣，神疲乏力，男子无精、少精、弱精、精液不液化等症。

千斤肾安宁胶囊，记载于《国家中成药标准汇编　内科肾系分册》，方剂组成为千斤拔 556g、淫羊藿 167g、补骨脂 167g、冬虫夏草 84g、红参 167g、黄精 167g、制何首乌 167g、地黄 167g、薏苡仁 222g、广山药 222g、芡实 222g、鹰不扑 278g、三七 84g、大黄 84g、淀粉 29g，具有补肾健脾、利尿降浊的功效，常用于改善慢性肾炎普通型和脾肾两虚证。

手参肾宝胶囊，记载于《国家中成药标准汇编　内科肾系分册》，方剂组成为手参 100g、黄精 100g、天冬 62.4g、烈香杜鹃 32g、冬虫夏草 6.3g，具有滋阴补肾的功效，可用于改善肾虚所致的腰膝酸软、眩晕乏力。

咳速停胶囊，记载于《国家中成药标准汇编　内科肺系（一）分册》，方剂组成为吉祥草 500g、黄精 450g、百尾参 375g、桔梗 375g、虎耳草 250g、枇杷叶 375g、麻黄 200g、桑白皮 200g、罂粟壳 125g。咳速停胶囊具有补气养阴、润肺止咳、益胃生津的功效，常用于治疗感冒及慢性支气管炎引起的咳嗽、咽干、咳痰、气喘。

降糖通脉胶囊，记载于《国家中成药标准汇编 内科气血津液分册》，方剂组成为太子参 100g、黄芪 100g、黄精 100g、天冬 60g、麦冬 60g、玄参 100g、天花粉 100g、苍术 50g、知母 100g、葛根 100g、黄连 20g、丹参 100g、益母草 100g、赤芍 50g、水蛭 20g、川牛膝 50g、鸡血藤 100g、威灵仙 100g、荔枝核 100g、地龙 50g、川芎 40g、淀粉 17.2g。降糖通脉胶囊具有益气养阴、活血化瘀、通经活络的功效，主要用于治疗气阴不足、瘀血阻络所致的消渴、多饮、多食、多尿、消瘦、乏力，以及 2 型糖尿病。

鹿精培元胶囊，记载于《国家中成药标准汇编 内科气血津液分册》，方剂组成为手参 16g、烈香杜鹃 10g、黄精 16g、迷果芹 10g、天冬 16g、蒺藜 10g、喜马拉雅紫茉莉 10g、枸杞子 10g、冬虫夏草 10g、鹿茸 1g。鹿精培元胶囊具有滋补肝肾、益精培元的功效，主要用于治疗精血亏虚所致的腰膝酸痛、畏寒肢冷、心悸烦热、头痛失眠、夜尿频数等症状。

复方手参益智胶囊，记载于《国家中成药标准汇编 脑系经络肢体分册》，方剂组成为手参 90g、制何首乌 90g、刺五加 90g、黄精 90g、黄芪 90g、当归 60g、枸杞子 60g、五味子 60g、山茱萸 60g、远志 60g、石菖蒲 60g、赤芍 60g、淀粉 42g。复方手参益智胶囊具有滋补肝肾、益精健脑的功效，主要用于治疗肝肾不足、气血亏虚所致的健忘、头晕、心悸失眠、倦怠乏力等症状。

平眩胶囊，记载于《国家中成药标准汇编 脑系经络肢体分册》，方剂组成为万丈深 360g、樱木 360g、黄精 48g、天麻 60g、三七 60g、猪殃殃 240g、仙鹤草 360g。平眩胶囊具有滋补肝肾、平肝潜阳的功效，主要用于治疗肝肾不足、肝阳上扰所致的眩晕、头昏、心悸耳鸣、失眠多梦、腰膝酸软等症状。

五根胶囊，记载于《国家中成药标准汇编 脑系经络肢体分册》，方剂组成为西藏棱子芹 60g、喜马拉雅紫茉莉（奶制）60g、蒺藜（炒）60g、黄精（奶制）60g、天冬（奶制）60g，主要用于治疗寒性黄水病和关节肿胀。

舒更胶囊，记载于《国家中成药标准汇编 外科妇科分册》，方剂组成为豆蔻 188g、黄精 32g、天冬 32g、肉豆蔻 32g、沉香 32g、丁香 32g、手参 32g。舒更胶囊具有调和气血、安神的功效，常用于治疗妇女更年期综合征引起的烦躁不安、头昏乏力、失眠等症状。

养胃舒胶囊，记载于《卫生部药品标准中药成方制剂第十三册》，方剂组成为党参 187g、陈皮 157g、黄精（蒸）187g、山药 187g、干姜 76g、菟丝子 187g、白术（炒）187g、玄参 187g、乌梅 233g、山楂 233g、北沙参 187g。养胃舒胶囊具有滋阴养胃的功效，常用于治疗慢性胃炎引起的胃脘灼热、隐隐作痛等症状。

益康胶囊，记载于《卫生部药品标准中药成方制剂第十三册》，方剂组成为人参 66.7g、三七 33.3g、黄芪 166.7g、黄精 166.7g、天花粉 166.7g、何首乌 166.7g、灵芝

166.7g、丹参 333.3g、泽泻 333.3g、珍珠层粉 5.0g、维生素 E33.3g、维生素 A 330 万单位、甲基橙皮苷 13.4g。益康胶囊具有健脑健身、扶正固本的功效。

回春如意胶囊，记载于《卫生部药品标准中药成方制剂第八册》，方剂组成为鹿茸 60g、熟地黄 100g、狗肾 60g、锁阳 80g、羊肾 60g、菟丝子 80g、山药 100g、何首乌 100g、槐米 50g、巴戟天 50g、枸杞子 100g、肉苁蓉 80g、黄精 80g、黄芪 80g、狗脊 50g、补骨脂 70g。回春如意胶囊具有补血养血、补肾、益精生髓、强筋健骨的功效，常用于治疗头晕健忘、体虚乏力、肾虚耳鸣、腰膝酸痛等症状。

胃安胶囊，记载于《中国药典》（2020 年版）一部，方剂组成为石斛 50g、黄柏 50g、南沙参 100g、山楂 100g、枳壳 100g、黄精 100g、甘草 50g、白芍 50g。胃安胶囊具有养阴益胃、补脾消炎、行气止痛的功效，常用于改善胃脘嘈杂、上腹隐痛、咽干口燥等症状。

脑灵素胶囊，记载于《卫生部药品标准中药成方制剂第八册》，方剂组成为枸杞子 20g、黄精（制）60g、苍耳子（炒）40g、五味子 40g、淫羊藿（羊油制）50g、大枣 20g、熟地黄 10g、远志（制）10g、龟甲 5g、麦冬 10g、酸枣仁（炒）10g、鹿角胶 2g、茯苓 10g、人参 2g、鹿茸 1g。脑灵素胶囊具有补气血、健脑安神的功效，常用于治疗神经衰弱、健忘失眠、头晕心悸、身倦无力、体虚自汗、阳痿遗精等症状。

蛤蚧大补胶囊，记载于《卫生部药品标准中药成方制剂第八册》，方剂组成为蛤蚧 52g、党参 50g、黄芪 50g、枸杞子 50g、当归 50g、茯苓 50g、熟地黄 75g、女贞子 63g、甘草 25g、山药 50g、木瓜 38g、狗脊 63g、白术 25g、巴戟天（盐制）38g、续断（盐制）63g、杜仲 63g、黄精 63g、骨碎补（炒）63g。蛤蚧大补胶囊具有补血益气、健脾暖胃、祛风湿、壮筋骨的功效，常用于改善体弱、头晕目眩、食欲不振、腰酸骨痛的症状。

甜梦胶囊，记载于《中国药典》（2020 年版）一部，方剂组成为刺五加 178g、黄精 222g、蚕蛾 44g、桑根 111g、党参 133g、黄芪 133g、砂仁 18g、枸杞子 133g、山楂 533g、熟地黄 89g、炙淫羊藿 89g、陈皮 89g、茯苓 89g、制马钱子 4.4g、法半夏 89g、泽泻 133g、山药 89g。甜梦胶囊具有益气补肾、健脾和胃、养心安神的功效，主要用于治疗头晕耳鸣、视减听衰、失眠健忘、食欲不振、腰膝酸软、心慌气短、中风后遗症。

玉金方胶囊，记载于《卫生部药品标准中药成方制剂第十三册》，方剂组成为人参、海马、制何首乌干浸膏、黄精干浸膏、猕猴桃原汁干粉、猪脑粉、盐酸普鲁卡因、苯甲酸、偏重亚硫酸钾、维生素 B_1、维生素 E、磷酸三钙、维生素 C。玉金方胶囊具有补益元气、滋补肝肾、调气和血的功效，主要用于改善元气亏虚、肝肾不足所致的心悸、胸痹，用于治疗冠心病、动脉硬化、高脂血症、高血糖、精力不足、老年斑、早衰。

降脂灵胶囊，记载于《卫生部药品标准中药成方制剂第十三册》，方剂组成为普洱茶 100g、刺五加 100g、山楂 100g、莱菔子 50g、荷叶 50g、葛根 50g、菊花 50g、黄芪 50g、黄精 50g、何首乌 100g、茺蔚子 50g、杜仲 50g、大黄（酒制）30g、三七 50g、槐花 100g、桑寄生 50g。降脂灵胶囊具有消食、降血脂、通血脉、益气血的功效，常用于治疗动脉硬化症、高脂血症。

补肾益寿胶囊，记载于《卫生部药品标准中药成方制剂第十四册》，方剂组成为红参、珍珠、灵芝、制何首乌、枸杞子、淫羊藿、丹参、甘草、黄精，具有补肾益气的功效，用于改善失眠、耳鸣、腰酸、健忘、倦怠、胸闷气短、夜尿频数等症状。

强力健身胶囊，记载于《卫生部药品标准中药成方制剂第十四册》，方剂组成为鸡血藤 277g、黄精 55g、金樱子（盐水制）55g、牛大力 249g、女贞子（盐水制）55g、鸡睾丸 44g、菟丝子（盐水制）55g、甘草 166g、远志（甘草制）111g、独脚球 166g、肉苁蓉（盐水制）55g、黑老虎根 138g、熟地黄 138g、淫羊藿 111g、蚕蛾（炒）11g。强力健身胶囊具有益肾、养血的功效，主要用于改善肝肾亏损、阴血不足、头晕目眩、面色萎黄、健忘失眠、肾虚腰痛等症状。

精乌胶囊，记载于《卫生部药品标准中药成方制剂第十五册》，方剂组成为制何首乌500g，黄精（制）500g，女贞子（酒蒸）250g，墨旱莲 250g。精乌胶囊具有补肝肾、益精血、壮筋骨的功效，常用于治疗失眠多梦、耳鸣健忘、头发脱落及须发早白。

延龄长春胶囊，记载于《卫生部药品标准中药成方制剂第十七册》，方剂组成为鹿茸（去毛）8.7g、鹿鞭 2.5g、狗鞭 5g、猪睾丸 51.3g、大海米 42g、狗骨 60g、海马 53.3g、蛤蚧（去头足）2g、熟地黄 30.7g、龟甲胶 30g、黄精（酒制）62g、制何首乌 92g、山茱萸60g、人参 20g、蛇床子 46.7g、淫羊藿（炙）30.7g、钟乳石 44g。延龄长春胶囊具有补肾、填精补髓、纳气平喘的功效，主要用于改善肾阳不足、精血亏虚、腰膝酸痛、四肢寒冷、体倦乏力、须发早白、神疲消瘦。

健延龄胶囊，记载于《新药转正标准第十七册》，本品为熟地黄、制何首乌、黄精、西洋参、天冬、麦冬、紫河车、珍珠、琥珀、龙骨等药味经加工制成的胶囊。健延龄胶囊具有填精髓、养气血、调脏腑、固本元的功效，主要用于改善精气虚乏、阴血亏损所致的神疲乏力、食欲减退、健忘失眠、头晕耳鸣等症状。

强肝胶囊，记载于《新药转正标准第三十五册》，方剂组成为茵陈、板蓝根、当归、白芍、丹参、郁金、黄芪、党参、泽泻、黄精、地黄、山药、山楂、六神曲、秦艽、甘草。强肝胶囊具有清热利湿、补脾养血、益气解郁的功效，主要用于治疗慢性肝炎、早期肝硬化、脂肪肝、中毒性肝炎。

肾炎舒胶囊，记载于《新药转正标准第三十七册》，方剂组成为苍术、茯苓、白茅根、防己、生晒参（去芦）、黄精、菟丝子、枸杞子、金银花、蒲公英。肾炎舒胶囊具有益肾健脾、利水消肿的功效，主要用于改善肾阳虚型肾炎引起的浮肿、腰痛、头晕、乏力等症状。

安康欣胶囊，记载于《国家药品标准（修订）颁布件》，方剂组成为半枝莲 1225g、山豆根 920g、夏枯草 500g、蒲公英 500g、鱼腥草 500g、石上柏 750g、枸杞子 360g、穿破石 500g、人参 375g、黄芪 500g、鸡血藤 750g、灵芝 750g、黄精 500g、白术 250g、党参 500g、淫羊藿 375g、菟丝子 375g、丹参 460g。安康欣胶囊具有活血化瘀、软坚散结、清热解毒、扶正固本的功效，主要用于肺癌、胃癌、肝癌等肿瘤的辅助治疗。

七味消渴胶囊，记载于《新药转正标准第六十六册》，方剂组成为黄芪、蚕蛾、黄精（酒制）、枸杞子、葛根、天花粉、大黄（酒制）。七味消渴胶囊具有滋阴壮阳、益气活血的功效，主要用于治疗消渴（2 型糖尿病）、阴阳两虚兼气虚血瘀证。

糖维胶囊，记载于《新药转正标准第七十一册》，方剂组成为黄芪、西洋参、黄精、天花粉、葛根、黄连、丹参、格列本脲。糖维胶囊具有益气养阴、化瘀降糖的功效，主要用于治疗气阴两虚夹瘀型 2 型糖尿病。

稳心胶囊，记载于《中国药典》（2020 年版）一部，方剂组成为党参 675g、黄精 900g、三七 135g、琥珀 90g、甘松 450g。稳心胶囊具有益气养阴、定悸复脉、活血化瘀的功效，在改善气阴两虚兼心脉瘀阻所致的心悸不宁、气短乏力、头晕心悸、胸闷胸痛等方面效果显著。

养胃舒软胶囊，记载于《新药转正标准第八十七册》，方剂组成为党参、陈皮、黄精（蒸）、山药、干姜、菟丝子、白术（炒）、玄参、乌梅、山楂、北沙参。养胃舒软胶囊具有扶正固本、滋阴养胃、调理中焦、行气消导的功效，常用于改善慢性萎缩性胃炎、慢性胃炎所引起的胃脘灼热胀痛、手足心热、口干、口苦、纳差、消瘦。

再造生血胶囊，记载于《中国药典》（2020 年版）一部，方剂组成为红参 25.5g、鸡血藤 59.5g、阿胶 25.5g、当归 42.5g、女贞子 25.5g、黄芪 42.5g、益母草 25.5g、熟地黄 42.5g、白芍 25.5g、制何首乌 42.5g、淫羊藿 25.5g、酒黄精 34g、鹿茸 2.55g、党参 34g、麦冬 25.5g、仙鹤草 34g、麸炒白术 25.5g、盐补骨脂 25.5g、枸杞子 34g、墨旱莲 25.5g。再造生血胶囊具有补肝益肾、补气养血的功效，主要用于改善肝肾不足、气血两虚所致的虚劳。

障眼明胶囊，记载于《新药转正标准第八十二册》，方剂组成为石菖蒲、青葙子、车前子、菟丝子、密蒙花、关黄柏、决明子、党参、白芍、升麻、川芎、黄芪、肉苁蓉、蔓荆子、山茱萸、蕤仁（去内果皮）、黄精、葛根、枸杞子、甘草、菊花、熟地黄。障眼明胶囊具有补益肝肾、退翳明目的功效，主要用于改善初期及中期老年性白内障。

珍芪降糖胶囊，记载于《新药转正标准第八十一册》，方剂组成为珍珠、地黄、蝉蜕、青皮、黄芪、天花粉、鸡内金、葛根、黄精、麦冬、山药、黄芩、石斛、沙苑子，具有益气养阴、清热生津的功效，可用于改善气阴两虚、肺胃有热之消渴。

志苓胶囊，记载于《新药转正标准第七十八册》，方剂组成为黄芪、北沙参、白术、白英、陈皮（制）、甘草、吲哚美辛、女贞子、麦冬、茯苓、仙鹤草、山药、醋酸地塞米松、黄精（制）、党参、绞股蓝、远志（去心）、芡实、螺内酯、法莫替丁、地西泮。志苓胶囊具有益气健脾、滋阴润燥的功效，可以缓解肺、食管、胃、肝、结肠、直肠、乳腺等晚期癌症出现的发热、疼痛、咳嗽、气喘、吞咽困难、食欲不振、失眠、神疲乏力、体重减轻。

天麻首乌胶囊，记载于国家药品监督管理局的注册标准，方剂组成为黄精、白芍、女贞子、墨旱莲、桑叶、蒺藜、当归、川芎、丹参、熟地黄、何首乌、白芷、天麻、甘草。天麻首乌胶囊具有养血息风、滋补肝肾的功效，能够治疗肝肾阴虚所致的头痛、头晕、目眩、口苦咽干、舌红苔少、脉弦、视力减退、听力减退、腰酸乏力、脱发、白发、脑动脉硬化、早期高血压、血管神经性头痛、脂溢性脱发。

第8节　黄精煎

黄精煎，记载于宋朝的《圣济总录》卷十八，方剂组成为黄精12斤、白蜜5斤、生地黄5斤，主要治疗大风癞病、面赤疹起、手足挛急、身发疮痍，及指节已落者。

生地黄煎，记载于宋朝的《圣济总录》卷一八三，方剂组成为黄精、生地黄、白蜜，主要治疗乳石药气发热，风热相并，致痈肿疮痍，经年不愈。

第9节　黄精散

蔓菁子散，记载于宋朝的《太平圣惠方》卷三十三，方剂组成为黄精2斤、蔓荆子1斤。补肝气、明目、延年益寿，主要用于治疗眼昏暗不明。

灵仙散，记载于宋朝的《圣济总录》卷一九八，方剂组成为黄精、天冬、茯苓、黑芝麻、白术、桃仁。滋肾养肝、补肺益脾、宁心活血，主要用于改善中老年人五脏精气亏虚、形体瘦弱、须发早白、牙齿不固、血枯肠燥。

西王母四童散/王母四童散，记载于宋朝的《医心方》卷二十六，方剂组成为黄精、天冬、胡麻、茯苓、白术、桃仁，具有返老还童的功效。

神效地黄散，记载于明朝的《普济方》卷三十二，方剂组成为地黄5两、丁香1两、肉苁蓉2两（酒浸）、蛇床子2两、枣子3两、黄精2两半、菟丝子半两、木香半两、远志2两、白茯苓2两、蛤蚧（1对）3两、人参1两、川楝子（炒）1两、青盐（炒）1两、茴香2两3钱，主要用于治疗男子肾脏虚损、阳事不举。

天地父母七精散，记载于明朝的《遵生八笺》卷六，方剂组成为竹实3两（九蒸九晒）、地肤子4两、黄精4两、桃胶4两、蔓荆子3两（九蒸九晒）、松脂3两（炼令熟）、黑芝麻5两（九晒），主要用于冬月摄养。

神仙七星散，记载于清朝的《良朋汇集》卷二，方剂组成为地肤子、嫩松枝、黑芝麻、黄精、嫩柏叶、蔓荆子、桃胶，主要功效是补益。

冰香散，记载于近现代的《古今名方》引易玉泉家传方，方剂组成为苦瓜霜 20g、硼砂 20g、朱砂 5g、冰片 5g、胆矾 5g、黄精 5g、人中黄 5g、麝香 3g、制僵蚕 3g，具有泄热消肿、祛腐止痛的功效，用于治疗急性扁桃体炎。

暖宫七味散，记载于《卫生部药品标准蒙药分册》，方剂组成为白豆蔻 300g、天冬 50g、手参 50g、沉香 50g、肉豆蔻 50g、黄精 50g、丁香 50g，具有调经养血、暖宫止带的效果，专治心、肾"赫依"病、气滞腰痛、小腹冷痛、月经不调、白带过多等症状。

抑亢散，记载于《新药转正标准第八十一册》，方剂组成为羚羊角、延胡索（醋炙）、石决明、女贞子、白芍、青皮（醋炙）、黄精、地黄、天竺黄、香附、黄药子、桑椹、玄参、天冬。抑亢散具有育阴潜阳、豁痰散结、降逆和中的功效，可以用于改善甲状腺功能亢进引起的突眼、多汗心烦、心悸怔忡、口渴、多食、肌体消瘦、四肢震颤等症状。

第 10 节　黄精汤类

地黄汤，记载于宋朝的《圣济总录》卷八十八，方剂组成为黄精 1 两、熟干地黄 2 两、黄芪 3 两、肉桂 3 两、甘草（炙）3 两、当归 3 两、白芍 1 两、黄芩 1 两、麦冬 5 两，主要治疗虚劳少气、行动喘促、小便过多。

补气养血汤，记载于近现代的《中医原著选读》引关幼波方（见《古今名方》），方剂组成为生黄芪 15g、何首乌 15g、白芍 15g、川续断 15g、当归 12g、丹参 12g、黄精 12g、生地黄 12g、五味子 12g、生甘草 9g。补气养血汤主要用于治疗慢性迁延性肝炎、早期肝硬化、肝功能长期不正常，证属气血两虚者。

复方降脂汤，记载于近现代的《陈长华方》，方剂组成为桑寄生 18g、制何首乌 20g、制黄精 20g。复方降脂汤具有滋补肝肾、益气养血的功效，主要用于治疗肝肾不足、气血虚弱症状。

固本复元汤，记载于近现代的《赵益人方》，方剂组成为黄芪 15g、鸡血藤 20g、丹参 15g、黄精 15g、海藻 12g、玄参 15g。固本复元汤具有补肾固本、健脾益气的功效，主要用于治疗气虚血滞、瘀痰阻络等。

黄精芡实汤，记载于近现代的《中医内科临床治疗学》引冷柏枝方，方剂组成为黄精 15g、芡实 30g、山药 15g、白芍 15g、大枣 7 枚、太子参 30g、佩兰叶 6g，补脾阴，主脾阴不足的中消证。

降脂汤，记载于现代的《杨其廉方》，方剂组成为丹参 15g、何首乌 15g、黄精 15g、泽泻 15g、山楂 15g。

芪乌生发汤，记载于现代的《邓铁涛方》，方剂组成为黄芪 15g、茯苓 15g、生地黄

15g、何首乌 15g、太子参 12g、桑椹子 12g、熟地黄 9g、黄精 9g、黑豆 30g、当归 15g，具有滋补肝肾、益气养血的功效，主肝肾亏损、气血两虚。

清肝养肾汤，记载于现代的《河南中医》，方剂组成为夏枯草 25g、黄芩 12g、栀子 12g、女贞子 30g、枸杞子 30g、黄精 25g、菊花 12g、茯苓 15g、牡丹皮 20g。

益气养阴解毒汤，记载于现代的《顾振东方》，方剂组成为黄芪 30 克、太子参 20g、黄精 15g、白术 12g、茯苓 10g、生地黄 20g、麦冬 20g、天冬 15g、墨旱莲 18g、女贞子 15g、白花蛇舌草 30g、半枝莲 30g、蒲公英 30g、小蓟 15g、甘草 5g。益气养阴解毒汤具有益气养阴、清热解毒的功效，主气阴两虚。

第 11 节　黄精口服液

活力苏口服液，记载于《中国药典》（2020 年版）一部，方剂组成为制何首乌 1000g、淫羊藿 300g、黄精 440g、枸杞子 300g、黄芪 440g、丹参 220g。活力苏口服液具有益气补血、滋养肝肾的功效，能够改善气血不足、肝肾亏虚所致的年老体弱、精神萎靡、失眠健忘、眼花耳聋、脱发或头发早白等症状。

气血固本口服液，记载于《国家药品标准（修订）颁布件》，方剂组成为刺玫果 75g、刺五加 75g、五味子 60g、淫羊藿 20g、巴戟天 10g、菟丝子 10g、女贞子 10g、知母 10g、黄柏 10g、枸杞子 10g、莲子 10g、熟地黄 10g、制何首乌 10g、黄精 10g、覆盆子 15g、山药 10g、海松子 20g、酸枣仁 10g、松叶 15g、柏子仁 10g。气血固本口服液具有益气养血、健脾固肾、宁心安神的功效，能够改善气血不足、脾肾两虚、心神不宁引起的体倦乏力、头晕耳鸣、食欲不振、腰膝酸软、盗汗、心悸失眠等症状。

精苓口服液，记载于国家药品监督管理局的注册标准，方剂组成为丹参、百合、龙骨、茯苓、远志、莲子、桑椹、女贞子、黄精、龙眼肉、柏子仁、制何首乌。精苓口服液具有补益心肾、养血调肝的功效，常用于改善儿童面色无华、发育迟缓、注意力不集中、记忆力减退、智力低下等症状。

杞黄益肾口服液，记载于国家药品监督管理局的注册标准，方剂组成为黄芪、黄精、枸杞子、三七、当归、巴戟天、淫羊藿、丹参。温补肾阳、活血化瘀，常用于改善肾阳虚兼血瘀引起的腰膝酸软、阳痿、夜尿频多、心悸、头晕、胸闷、肢体麻木、四肢乏力等症状。

古汉养生精口服液，记载于《中国药典》（2020 年版）一部，方剂组成为人参、炙黄芪、金樱子、枸杞子、女贞子、菟丝子、淫羊藿、白芍、炙甘草、炒麦芽、黄精。古汉养生精口服液具有补气、滋肾、益精的功效，常用于气阴亏虚、肾精不足所致的头晕、心悸、目眩、耳鸣等症状。

蚁参护肝口服液，记载于《新药转正标准第七十一册》，方剂组成为蚂蚁、丹参、黄芪、黄精。蚁参护肝口服液具有益气养阴、通络化瘀的功效，常用于降低肝损伤所致的丙氨酸氨基转移酶（ALT）和天冬氨酸氨基转移酶（AST）的活性。

芪蓉润肠口服液，记载于《新药转正标准第五十一册》，方剂组成为炙黄芪、肉苁蓉、白术、太子参、地黄、玄参、麦冬、当归、黄精（制）、桑椹、黑芝麻、火麻仁、郁李仁、枳壳（麸炒）、蜂蜜。芪蓉润肠口服液具有益气养阴、健脾滋肾、润肠通便的功效，常用于改善气阴两虚、脾肾不足、大肠失于濡润而致的虚证便秘等。

六味枸杞口服液，记载于《新药转正标准第二十九册》，方剂组成为枸杞子、天冬、西藏棱子芹、黄精、茅膏菜、喜马拉雅紫茉莉。六味枸杞口服液具有益气养血的功效，常用于改善缺铁性贫血所致的身体虚弱、面色萎黄、头晕眼花、心悸失眠等症状。

健儿口服液，记载于《新药转正标准第十六册》，本品为黄芪、黄精、茯苓、五味子、淫羊藿、牡蛎等制成的液体。健儿口服液具有扶正祛邪、固表止汗、健脾和胃的功效，常用于改善脾虚胃弱引起的少食、多汗、睡眠不宁等症状。

抗衰灵口服液，记载于《国家中成药标准汇编　内科气血津液分册》，方剂组成为黄芪40g、白术30g、枸杞子40g、地黄20g、桑椹40g、菟丝子20g、茯神40g、熟地黄10g、芡实40g、麦冬10g、党参20g、莲子10g、黄精20g、山茱萸10g、何首乌20g、甘草10g、五味子20g、山药10g、玉竹20g、柏子仁10g、紫河车20g、龙眼肉10g、葡萄干20g、丹参10g、黑豆20g、乌梅4g、蔗糖200g、苯甲酸钠3g。抗衰灵口服液具有滋补肝肾、健脾养血、宁心安神、润肠通便的功效，常用于改善肝肾不足、心脾两虚所致的头晕眼花、神疲乏力、失眠健忘等症状。

补肾健脾口服液，记载于《国家中成药标准汇编　内科脾胃分册》，方剂组成为黄精50g、山楂50g、白术（土炒）50g、鸡内金（砂烫）50g、巴戟天50g、锁阳50g、黄芩50g、蚕蛹50g。补肾健脾口服液具有温肾助阳、健脾开胃、消积化食的功效，常用于改善肾阳不足、脾胃亏虚所致的腰酸膝软、形寒肢冷、体虚乏力、脘腹胀满、食欲不振等症状。

舒心安神口服液，记载于《国家中成药标准汇编　内科心系分册》，方剂组成为迷果芹133g、黄芪133g、沙苑子67g、黄精67g、天冬67g、枸杞子67g、制何首乌67g、甘草60g、苯甲酸钠5g。舒心安神口服液具有滋补脾肾、健脑宁心的功效，常用于改善脾肾不足、精血亏虚所致的健忘失眠、困乏无力。

益精口服液，记载于《国家中成药标准汇编　内科气血津液分册》，方剂组成为黄精500g、蜂蜜250g、5％羟苯乙酯溶液10mL，具有益气养阴、健脾润肺的功效。

甜梦口服液，记载于《卫生部药品标准中药成方制剂第十八册》，方剂组成为刺五加、蚕蛾、黄精、党参、桑椹、砂仁、黄芪、山楂、枸杞子、淫羊藿（制）、熟地黄、茯苓、陈皮、法半夏、马钱子（制）、山药、泽泻。甜梦口服液具有益气补肾、健脾和胃、养心安神的功效，常用于治疗头晕耳鸣、视减听衰、失眠健忘、食欲不振、腰膝酸软、心慌气短、中风后遗症。

复方蛤蚧口服液，记载于《卫生部药品标准中药成方制剂第二十册》，方剂组成为蛤蚧、黄芪、枸杞子、肉苁蓉、杜仲、黄精（制）、狗脊、巴戟天、白术、白芍、熟地黄、茯苓、山药、党参、鸡（除毛、皮、脚、翅及内脏），具有补肝肾、益精血、壮筋骨的功效，可以用于治疗气血两亏所致的身体虚弱、精神不振、失眠健忘等症状。

清毒明目饮，记载于近现代的《辽宁中医杂志》，方剂组成为苦地丁20g、蒲公英20g、金银花20g、菊花12g、赤芍12g、决明子12g、车前子12g、柴胡9g、薄荷6g、木通6g、蝉衣6g、黄精（或太子参）15g。清毒明目饮具有疏散风热、清热解毒、淡渗利湿、泄肝明目的功效，常主治单纯疱疹性角膜炎。

参芪首乌补汁，记载于《卫生部药品标准中药成方制剂第四册》，方剂组成为党参170g、黄芪100g、制何首乌170g、黄精170g。参芪首乌补汁具有补气养血、益肝肾的功效，常用于改善气血不足、肝肾亏损所致的贫血、神经衰弱、产后血亏等症状。

冬青补汁，记载于《卫生部药品标准中药成方制剂第四册》，方剂组成为女贞子（酒蒸）200g、金樱子肉200g、大枣200g、桑椹100g、菟丝子50g、黄精（蒸制）50g、锁阳35g、熟地黄30g、胡芦巴30g、淫羊藿30g、五味子15g。冬青补汁具有温补肝肾、滋阴益精的功效，主治肝肾不足、头昏目眩、小便频繁、腰膝酸软、神经衰弱等症状。

强肝糖浆，记载于《卫生部药品标准中药成方制剂第二册》，方剂组成为茵陈125g、板蓝根62.5g、当归62.5g、白芍62.5g、丹参125g、郁金62.5g、黄芪125g、党参62.5g、泽泻62.5g、黄精62.5g、地黄62.5g、山药62.5g、山楂50g、六神曲50g、秦艽50g、甘草50g。强肝糖浆具有清热利湿、补脾养血、益气解郁的功效，常用于改善慢性肝炎、早期肝硬化、脂肪肝、中毒性肝炎。

六味枸杞糖浆，记载于《卫生部药品标准藏药第一册》，方剂组成为枸杞子100g、天冬500g、西藏棱子芹500g、黄精500g、茅膏菜500g、喜马拉雅紫茉莉500g、蔗糖2250g、苯甲酸钠9g、枸橼酸9g。六味枸杞糖浆具有补血、消肿的功效，常用于治疗肾寒、培根寒、胕肿引起的贫血等症状。

益元黄精糖浆，记载于《国家中成药标准汇编　内科气血津液分册》，方剂组成为黄精167g、枸杞子83g、当归83g、淫羊藿83g、蔗糖400g，具有补肾养血的功效，常被用于改善肾虚血亏所致的神疲乏力、纳食减少、腰酸腿软。

黄精养阴糖浆，记载于《国家中成药标准汇编　内科气血津液分册》，方剂组成为黄精（制）250g、薏苡仁167g、南沙参83g、蔗糖608g、苯甲酸钠2.5g，具有润肺益胃、养阴生津的功效，常被用于改善肺胃阴虚引起的咽干咳嗽、便秘、神疲乏力等症状。

咳速停糖浆，记载于《国家中成药标准汇编　内科肺系（一）分册》，方剂组成为吉祥草200g、黄精180g、百尾参150g、桔梗150g、虎耳草100g、枇杷叶150g、麻黄80g、桑白皮80g、罂粟壳50g。咳速停糖浆具有补气养阴、润肺止咳、益胃生津的功效，常用于治疗感冒及慢性支气管炎引起的咳嗽、咽干、咳痰、气喘。

肝肾康糖浆，记载于《卫生部药品标准中药成方制剂第八册》，方剂组成为制何首乌312.5g、熟地黄45g、女贞子136g、五味子45g、山药（炒）90.5g、甘草（蜜炙）22.5g、黄精（酒制）90.5g、当归45g。肝肾康糖浆具有滋补肝肾、调气益血、收敛精气的功效，常用于改善贫血、黄瘦、须发早白的症状。

第 12 节　其他类型

预知子圆，记载于宋朝的《太平惠民和剂局方》，方剂组成为黄精、枸杞子、白茯苓、朱砂、预知子、石菖蒲、茯神、人参、柏子仁、地骨皮、远志、山药。治心气不足、志意不定、神情恍惚、语言错妄、怔悸烦郁、愁忧惨戚、喜怒多恐、健忘少睡、夜多异梦、寤即惊魇、或发狂眩、暴不知人。

王君河车方，记载于明朝的《遵生八笺》卷三，方剂组成为紫河车（首生并壮盛胞衣是也，挑血筋洗数10遍，仍以酒洗、阴干，煮和各药）1具、生地黄8两、牛膝4两、五味子3两、覆盆子4两、巴戟天（欲多世事加1两；女人不用）2两、诃子3两、打碗花2两、苦耽2两、泽泻3两、甘菊花3两、石菖蒲3两、干漆（炒黄）3两、柏子仁3两、白茯苓3两、黄精2两、肉苁蓉2两（女人不用）、石斛2两、远志2两、杏仁4两（炒黄、去皮尖）、黑芝麻4两。可驻颜、益寿。

神仙紫霞杯，记载于明朝的《遵生八笺》卷十七，方剂组成为硫黄8两、雄黄5钱、乳香3钱、没药3钱、辰砂5钱、血竭2钱、沉香2钱、麝香3钱、檀香3钱、降香1两、牙香2两、茅香1两、人参、附子、川乌、川芎、当归、肉桂、补骨脂、肉苁蓉、黄精、白芷、枸杞子、白芍，可令百病消身体健，返老还童。

杜煎鹿角胶，记载于清代的《饲鹤亭集方》，方剂组成为鹿角50两、黄精8两、熟地黄8两、枸杞子4两、金樱子4两、天冬4两、麦冬2两、牛膝2两、楮实子2两、菟丝子2两、桂圆肉2两，主要治疗四肢酸痛、头晕眼花、崩带遗精，以及一切元阳虚损劳伤。

黄精粥，记载于清朝的《饮食辨录》卷二，方剂组成为黄精（切碎）、粳米，可以补脾胃、润心肺，适用于治疗脾胃虚弱、体倦乏力、饮食减少、肺虚燥咳、干咳无痰、肺痨咯血等症。

芡实合剂，记载于近现代的《岳美中医案集》，方剂组成为芡实30g、白术12g、茯苓12g、山药15g、菟丝子24g、金樱子24g、黄精24g、百合18g、枇杷叶9g、党参9g。芡实合剂具有补肾填精、健脾益气、肃肺利尿的功效，能够用于治疗慢性肾炎、脾肾俱虚型蛋白尿。

天麻灵芝合剂，记载于国家药品监督管理局的注册标准，方剂组成为淫羊藿、黄精、灵芝、天麻、制何首乌。天麻灵芝合剂具有补益肝肾、养心安神的功效，常用于改善肝肾不足引起的失眠、头晕、目眩、心悸、腰膝酸软、体虚乏力等症状。

益肾养元合剂，《卫生部药品标准中药成方制剂第二十册》，方剂组成为何首乌156g、狗脊156g、黄精156g、菟丝子10.4g、金樱子364g、补骨脂10.4g、当归8.3g、陈皮6.3g。益肾养元合剂具有补益肝肾、健脾益气的功效，常用于改善肝肾不足、脾气虚弱所致的面色萎黄、倦怠纳差、腰膝酸痛等症状。

抗心梗合剂，记载于现代的《中华内科杂志》，方剂组成为黄芪、丹参各30g，党参、黄精、郁金、赤芍各15g，具有益气养阴、活血通络的功效，主治急性心肌梗死、气阴两虚、心脉瘀阻、胸闷气短、心前区疼痛、舌质紫暗、脉细涩。

古汉养生精，记载于《卫生部药品标准中药成方制剂第十八册》，方剂组成为人参、黄芪（蜜炙）、金樱子肉、枸杞子、女贞子（制）、菟丝子、淫羊藿、白芍、甘草（蜜炙）、麦芽（炒）、黄精（制）、蜂蜜（精制）。古汉养生精具有补气、滋肾、益精的功效，常用于改善气阴亏虚、肾精不足所致的头晕、心悸、目眩、耳鸣、健忘、失眠、疲乏无力等症状。

益肾补骨液，记载于《卫生部药品标准中药成方制剂第十册》，方剂组成为骨碎补45g、何首乌126g、茯苓63g、续断63g、白芍44g、当归63g、党参75g、熟地黄63g、黄精63g、枸杞子63g、自然铜（煅、醋淬）45g、陈皮16g。益肾补骨液具有滋补肝肾、强筋壮骨的功效，常用于改善肝肾不足、劳伤腰痛。

第 8 章

黄精产品现状

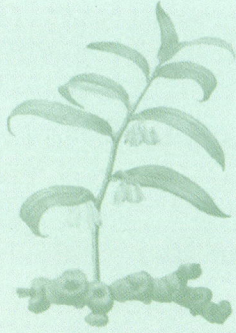

随着人们生活水平的日益提高，大家更需要绿色健康的产品。伴随"健康中国 2030"国家战略的推动，药食同源的产品越来越受大家的关注，这类产业是大健康产业发展的重要内容和途径，产业发展潜力巨大，市场前景广阔。国家卫生健康委员会 2020 年公布了 222 种药食同源资源材料，包括 110 种普通食品和 112 种保健食品，黄精作为灾年可以代替粮食的大宗药材名列其中。《中国药典》（2020 年）一部收载了黄精、滇黄精、多花黄精的干燥根茎为药用部位，民间药用的黄精多达 10 余种。

黄精植株内种类多样的生物活性物质赋予黄精重要的药用价值，丰富的营养成分（机体的必需氨基酸、蛋白质、维生素等）赋予黄精较高的食用价值。近年来，随着黄精的需求量和产量逐步上升，黄精产业进入全面发展阶段。因而对黄精类产品进行深入加工，提高其产品附加值变得极其重要。通过对市面上黄精类保健产品调研以及查阅文献资料发现，目前黄精类产品的功效主要集中在降血脂、抗疲劳等方面（图 8-1）。本章概述黄精在食品、保健品、日用品领域的应用现状，为其的进一步开发应用提供一定的参考。

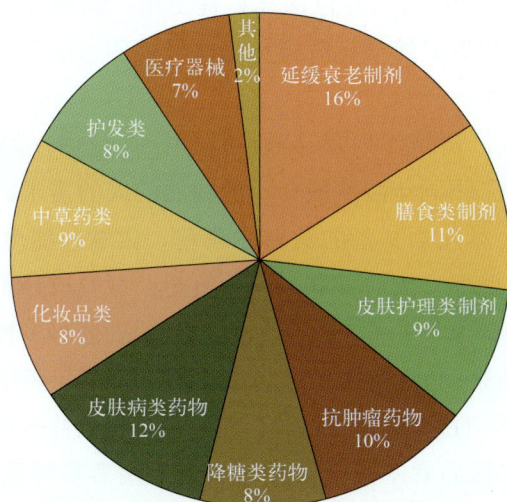

图 8-1　黄精在多领域开发的产品分类情况

第 1 节　黄精的传统食用

一、黄精传统食用方法

《诗经》中最早记载了黄精被用作食材。古人多以黄精为养生、辟谷之食，其食用方法非常简单易行，一般将其制成黄精膏、黄精粉等多种食品形式。

黄精最早炮制方法记载于南朝的《雷公炮炙论》，为单蒸法，"凡采得，以溪水洗净后，蒸，从巳至子，刀薄切，曝干用"。用溪水洗干净后用蒸的方法进行炮制，蒸制时间为"巳至子"，蒸后切成薄片，晒干以备用。

唐朝《千金翼方》中记载黄精九月采挖，选取肥大的药材，微晒干后又蒸，又晒干等，待吃着像蜂蜜一样甜，就可以停止不用蒸晒，即为"重蒸法"。

孟诜在《食疗本草》中提出了"九蒸九曝"的炮制方法。

宋代《重修政和经史证类备用本草》要求"细锉阴干捣末"，"九蒸九曝"之后应用于临床；《太平圣惠方》记载黄精采收后切细可以生用，亦可以采取加酒炖黄精汁的新的炮制方法；《本草图经》记载水煮汁煎膏与炒黑豆末相和及焙干筛末水服法。

元朝《丹溪心法》要求黄精"生捣汁"。

明朝《本草蒙筌》《本草原始》《景岳全书》等都记载炮制方法为"九蒸九曝"法；《医学入门》则记录为"入药生用""若单服之，先用滚水绰去苦汁，九蒸九晒"；《鲁府禁方》首次提出与黑豆共煮的炮制方法；《寿世保元》提出用"酒蒸"；清朝《本草从新》《得配本草》《玉楸药解》《修事指南》等书记载黄精炮制及使用方法基本沿用以前书籍记载的方法，即以"九蒸九曝"为主。

随着功能研究的深入，黄精作为食品被广泛用于药膳中，如黄精煨猪肘、黄精炖白鸽、养生黄精粥等，满足了不同年龄阶段、不同体质的人的需求。刚收获的黄精根茎样品是淡黄色、有分支的。九蒸九晒制备的黄精是黑色、柔软、甜度增加的，不引起喉咙刺激。黄精根皮较薄、根茎肥厚、肉质细腻、口感爽滑，营养成分丰富，味甘甜，具有独特的香味，又具有滋阴润肺、益气补肾、润肠通便、延缓衰老等多种功效，因此将黄精煮食或炖服，既能充饥又能提高人体免疫力等，被广泛用于食疗和药疗。

黄精含有大量的脂肪，性质黏腻，又属于一种平性的滋补药材，易助湿壅气，因此脾虚湿阻、痰湿壅滞、气滞腹满者不宜吃黄精。大量服用容易导致身体出现湿邪瘀积的情况，所以咳嗽痰多或者脾虚有湿以及中寒泄泻者最好不要服用，避免加重病情。日常服用黄精的时候一定要特别注意，最好能够选择在饭后服用，并且最好的服用方法是用开水冲泡服用，这样不仅有利于身体吸收黄精中的有益物质，同时还能够更好地避免身体出现腹泻情况等副作用。

二、黄精食用产品概括

在食品工业上，黄精主要用作饮料、蜜饯和保健品等的原料，但目前有关黄精的食品、保健品产品开发主要集中在简单初加工领域，一般是将其制作成浸提液或者干燥打粉，与食品进行搭配，以增加食品的营养性与功能性，如九蒸九晒黄精、黄精芝麻丸、黄精系列酒等，像"黄精蜜饯""黄精饮料""黄精饼干"等精深加工的黄精保健食品市场占有率较低，相关品牌树立不足。黄精膏是目前最为常见的食用方式之一，制作黄精膏时，亦可以将黄精与红枣、米醋、蜂蜜等搭配，使其更加美味可口。近年来，一些黄精深加工产品如黄精口服液、黄精酵素、黄精膏、黄精冬虫夏草保健品等相继问世。

1. 黄精饮料

黄精饮料是基于黄精所含有的多种有效成分的特点，采用现代科技手段和饮料加工技术研制而成，具有口感好、易于消化吸收、天然安全、保健养生等特点。黄精具有良好的饮料加工适性，其天然甜味、香气和色素参与构成饮料良好的感官品质，尤其是其丰富的多糖和黏液质可为饮料的稳定性做出贡献。黄精可与其他多种水果、蔬菜组合，开发天然复合型保健饮品，黄精提取汁经精密过滤、低温真空浓缩、UHT灭菌、无菌灌装可制成黄精口服液。黄精饮料的市场前景非常广阔，其研发和市场化推广对于满足现代人们对于保健和健康的需求有着重要的意义，未来将会成为黄精产业的重要利润增长点。黄精饮料可以优质黄精为原料，经过浸提、过滤等工艺加工得到，也可以使用黄精粉直接加工。

目前，市场上已经推出了多款功能性黄精饮料，如黄精饮料、黄精果汁等。邓怡等研究开发了一种含有黄精、枸杞子、山药、蓝莓的复合功能饮料。李安等利用黄精研发了一款黄精发酵功能饮料。Lan等利用黄精研发了一款黄精多糖复合饮料。李晓彤以黄精和葛根为原料，以黄精多糖与葛根总黄酮为质量指标研制了一款黄精葛根降血糖保健饮料。

2. 黄精酸奶

黄精及其提取物还可用于黄精酸奶、复方黄精酸奶、黄精复合酸奶及黄精酸豆奶等产品的开发。吕嘉枥等将黄精浸提液与鲜乳复配后，经过酸乳发酵工艺制备出口感良好、营养丰富的保健酸奶，且具有降血糖、降血脂、延缓衰老、抗病原微生物等多种功能。徐鑫以黄精汁、大豆、全脂奶粉、蔗糖和果葡糖浆为原料，研制了凝固型黄精酸豆奶。朱建平等开发了一款以黄精、山楂、牛奶为主要原料的酸奶配方，并探讨了黄精山楂酸奶对摄食高脂饲料大鼠的降脂作用，发现黄精山楂酸奶具有降脂作用，且降脂效果优于单纯食用黄精山楂药液或酸奶。冯哲等根据感官评分优化了黄精发酵酸奶的制作工艺，发现黄精酸奶结合了酸奶的营养价值和黄精的保健功能，市场前景较好。

王杰等于2019年确定了黄精多糖酸奶的配方，并测定了黄精多糖酸奶的营养指标，研究发现其口感良好，酸甜适中，具有略微的黄精风味。孙思胜等以黄精、葛根、山梨糖醇和乳粉为原料制作了一种复方黄精酸奶，并以感官评价为指标，通过单因素和正交试验确定了复方黄精酸奶的最佳工艺条件。胡晓佳等以牛乳、黄精、蔗糖为原料，选用嗜热链球菌和保加利亚乳酸杆菌混合菌种为发酵菌种，制备了品质优良、口感酸甜适中、兼具酸奶特有的滋味和黄精香味的高品质黄精功能性酸奶。同年，王玉茜等利用响应面法优化了黄精红枣酸奶的工艺配方。张宇等（2021）采用芦笋叶、黄精为原料制备凝固型酸奶，并优化了芦笋-黄精酸奶制作的工艺条件。2022年，覃引等以鲜牛奶、黄精、枸杞为原料，研制出了黄精-枸杞复合酸奶。

组方	功效	适应人群
黄精、枸杞子、荷叶、山楂、决明子	降脂	高脂血症患者
黄精、藿香、生大黄、明矾、白醋	治疗手足癣	手足癣患者
黄精、生地黄、熟地黄、麦冬、天冬、百部、夏枯草、阿胶、白及、菌灵芝	杀菌祛邪、止咳祛痰	肺结核患者
黄精、黄芪、茯苓、枸杞子、鹿茸、当归	抗应激、耐缺氧、抗疲劳	疲劳人群
红景天、枸杞子、黄精	抗疲劳、抗寒冷、抗缺氧、抗微波辐射	疲劳人群
复方滇黄精浸膏（滇黄精、云南山楂）	抗缺氧	缺氧症者
党参、茯苓、黄精	抗氧化	疲劳人群

黄精米粥：补气益血、美容延寿，对体虚、气血不足者有疗效。

黄精冰糖煎：主治阴虚发热、咳嗽、咯血、妇女白带过多。

黄精枸杞汤：主治病后和术后身体虚弱、神经衰弱、贫血。

黄精汤：主治脾胃虚弱、精血不足引起的食欲不振、大便溏薄、咳嗽少痰、头晕目眩等症。

黄精瘦肉粥：补脾益气、养肺润燥。

黄精羊肝汤：益脾胃，善治虚劳气血不足、心烦渴饮、头晕眼干、腰膝酸软。

黄精地黄汤：具有滋阴补肾、养血补血、凉血的功效。凡阴虚血虚肾虚者食之，颇有益处。

黄精蜂蜜茶：具有消炎、祛痰、润肺、止咳的功效。

黄精五味酒：补气益脾、润燥乌发。适用于面肢浮胀、发枯变白、皮肤干燥易痒、心烦急躁而少眠等症。

黄精炖鸡：适用于脾胃虚弱、便秘、消瘦、纳差、带下等症。

第2节　黄精保健品开发现状

黄精作为药食同源的草本植物，在抗氧化、延缓衰老、养肝、滋阴、润肺、改善记忆力、提高人体免疫力、抗癌等方面均有重要作用。随着对黄精药理及临床研究的逐步深入，将黄精及其提取物作为原料应用于保健功能食品已成为食品研究领域的一个主要热点。申请注册的以黄精为主要配方原料生产的系列保健品，按照功效划分，可分为增强免疫力、缓解体力疲劳的产品，能够调节血糖、辅助降血脂的产品，具有延缓衰老功效的产品，能够改善睡眠、辅助改善记忆力的产品，增加骨密度的产品，对化学性肝损伤有辅助保护作用的产品，改善营养性贫血的产品，抗氧化、延缓衰老的产品。

一、黄精口服液

口服制剂是保健品中常见的类型，具有服用剂量小、快速吸收、便于携带、使用方便、易储存等优点，适合工业化生产。为提高黄精的附加值、拓展其深加工产品的种类，贾宇涵提取出黄精中的有效成分制作成口服液产品，并对其品质、功效进行了鉴定，研究发现黄精口服液具有良好的体外抗氧化能力，同时对于餐后血糖浓度也能起到一定的稳定作用。

何沛煜以炮制过后的黄精、玉竹和桑叶三味药材为原料，通过改良传统炮制技术，优化提取工艺与配方，开发出一款适合糖尿病患者初期及临界患糖尿病的人群以及健康人群饮用的辅助调血糖的复合功能性口服液——荆瑜叶口服液。能显著恢复模型大鼠肠道菌群紊乱的情况，恢复肠道菌群多样性；对于胰岛细胞的炎症改善、胰岛细胞的修复也都具有比较明显的效果；能显著升高细胞抗氧化能力，降低总胆固醇、总甘油三酯，增加胰岛素等作用。

吴慧娟以黄精为主要原料，将黄精、人参、葛根、山药按配比混匀后制备复方原料，通过一系列的工艺优化技术，开发了一款具有降血糖功能的黄精复方口服液。

二、黄精含片及咀嚼片

付莉慧以滇黄精粗多糖为原料制备含片并通过实验证实滇黄精多糖含片对小鼠负重游泳具有抗疲劳的作用。李琳以红景天、黄芪、黄精、枸杞子四味药材制成复方红黄口含片，开发出一种具有提高人体缺氧耐受力，且具有抗应激、抗疲劳、增强免疫力的保健食品。郭欣悦利用提取得到的多花黄精多糖为原料，添加辅料开发出对 2 型糖尿病小鼠的血糖升高和肠道菌群有一定的调节作用的多糖含片。

三、黄精胶囊

李伟等选用肉苁蓉、山茱萸、菟丝子、黄精、马鹿茸为主要原料，制成降低血清尿素氮水平、增强耐力、抗疲劳的保健胶囊。张雨曦等证实黄精知母三七胶囊对高血糖模型小鼠具有辅助降血糖作用。杨婧娟等以滇黄精为原料，采用发酵法预处理提升皂苷成分的抑菌活性并制备成微胶囊。此外，还有学者推出黄精灵芝胶囊、黄精赞育胶囊等产品。

四、黄精颗粒

市面上有枸杞—黄精颗粒制剂、覆盆子黄精颗粒剂、黄精松花黑枸杞颗粒、黄精舒眠颗粒等。

第 3 节　黄精日用品开发现状

黄精具有多种抗氧化功能，如抑制自由基的产生和清除已经形成的自由基，可以有效降低氧化应激反应的损伤。黄精萃取物与其他特定保湿成分结合，可以更好地滋养和保护皮肤，具有显著的保湿、美白、淡化皱纹、修复肌肤等功效。在韩国，已经开发生产了以黄精为原料的美容化妆品，如 Whoo 后拱辰享、拱辰丹系列水乳。黄精美容产品不含有害成分，对皮肤无刺激性和副作用，更加安全可靠。然而，以黄精为原料的相关保健品开发还处于初级阶段，即只是原植物简单加工的短线产品，加工技术含量低，产品重复率高，产品品质难以评价，深加工能力较弱，产品质量不稳定，生产工艺不成熟，没有市场主导产品，研究开发技术平台不完善。

滇黄精含有多种天然美容活性成分，具有延缓衰老、生发乌发、固齿等美容功能，开发成纯天然的中草药日用品，如沐浴露、洗发水、护发素、乌发宝、脚气露、面膜等，前景广阔。

未来，我们应该开展更多、更深层次的实验研究，完善其产品开发技术和应用前景，以提高产品的品质和竞争力。研究方法包括对黄精成分、功能、加工工艺等方面进行深入研究，并应用现代科技手段进行开发和创新。这些研究对于推动黄精深加工产品的开发具有重要的意义，不仅能够提高黄精的经济价值和社会效益，还可以为民众提供更加健康、营养的食品选择，促进农业产业升级和经济发展。

第 9 章

黄精产业发展规划

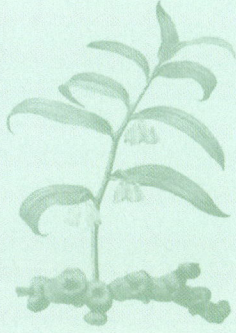

黄精的价格随资源减少逐年递增，中间也有小幅的跌宕起伏变化。2000年以前，黄精的价格基本变化不大。1993年以前基本上3～4元，1994年开始上涨到6.5元左右，1995年涨到12～13元，1995年底又跌回7元左右，1996～2000年基本上在7元波动，2003年又涨到12元，2005年上涨到16元后价格再回落到11～13元，2009年价格稳定在17～18元，2010年以后价格稳步上升，2012～2013年一直保持在30元左右，2014年价格达到40元，2015～2017年价格稳定在55元左右，2018年以来波动不大。

安徽池州立足九华黄精的产业特色和优势，以健康养生、绿色营养为目标，高位规划、高标准建设、高质量实施，打造大健康产业，促进九华黄精产业健康可持续发展，推动了三产深度融合发展，提升产品市场竞争力，有效践行了习近平总书记的"两山理论"，为绿色发展、乡村振兴夯实了产业基础。本章节系统分析大别山黄精资源的道地性、产业现状与存在的问题，揭示产业发展路径和对策，不断提高黄精产业化经营水平，为相关政策的制定和实施提供参考，对实现黄精产业健康可持续发展意义重大。

第1节　大别山黄精产业现状

黄精用于多种中成药和保健品：黄精丸、黄精当归片、黄精葛根胶囊、黄精养阴糖浆、淫羊藿黄精胶囊、脑磷脂黄精片、黄精巴戟胶囊、益元黄精糖浆、人参黄精口服液、紫黄精口服液、蚁黄精胶囊、猴菇黄精胶囊、乌药黄精颗粒、锌黄精口服液、玛咖马鹿茸西洋参黄精淫羊藿胶囊、黄精养阴糖浆、黄精赞育胶囊、紫黄精片、黄精茶色素胶囊、参茸黄精胶囊、十一味黄精颗粒、黄精牡蛎片等。目前，黄精的市场拓展与产品的开发应用范围不断扩大。

一、黄精的产业优势

1. 大别山地理环境适合黄精的生长

大别山野生多花黄精广泛分布。池州地处北亚热带季风气候区，气候温和、雨量充沛、pH值5.5～6.0、年均温16.5℃、多年平均降水量1500mm，地型以中低山、丘陵为主，土壤类型主要有红黄壤、山地黄壤、山地黄棕壤、山地草甸土等富硒土壤（含硒0.470mg/kg），土壤疏松肥沃、排水与保水性能好，为大别山黄精仿生栽培提供了环境基础。

2. 大别山黄精资源培育规模化发展迅速

九华黄精主要分布在青阳县、贵池区的丘陵山区，目前环绕青阳县蓉城、庙前、杜村及贵池区里山街道等乡镇的九华黄精种植加工业长廊已基本形成。近年来已建成百亩以上九华黄精种植基地 39 个，标准化种植示范基地 5 个，种苗繁育基地 3 处，种植面积超 2000hm^2，建立九华黄精仿生栽培基地 350hm^2，产值约 8 亿元。

3. 大别山黄精加工业不断壮大

大别山区立足黄精资源优势，通过龙头企业的带动作用，以基地为基础，以销售为前端，以加工为轴心，黄精产业逐渐壮大。如安徽池州市现有九华黄精加工企业 21 家，包括省级龙头企业 5 家、市级龙头企业 6 家，黄精鲜货年加工量达 8000 吨，产值达 3.2 亿（粗加工产值 0.97 亿、深加工产值 2.23 亿）。目前开发的产品包括黄精食品、黄精保健品、黄精饮品等三大类 30 多个系列产品。

4. 大别山黄精品牌效应凸显

安徽九华建成了九华黄精特色小镇、九华黄精产业强镇、省级九华黄精农业产业园、全国唯一一个国家级黄精产业优势区。2016 年九华黄精入选安徽"十大皖药"，安徽省青阳县九华中药材科技有限公司入选"十大皖药"产业示范基地，并获批国家森林生态产品生产基地。2022 年，大别山黄精入选湖北省"十大楚药"。2018 年，青阳县酉华镇乐元村因九华黄精而上榜第八批全国"一村一品"示范村。截至目前，九华黄精获省级著名商标 1 个，市级知名商标 3 个，绿色食品认证 3 个，国家地理标志保护产品 1 个。生态优势和优异的黄精品质，是九华黄精产业发展的重要优势和基础。

二、产业发展存在的问题

1. 大别山黄精基源植物良种缺乏

目前，大别山多花黄精野生资源稀缺。人工栽培多以根茎的无性繁殖为主，繁殖系数低，易携带病害，导致其优良品质不断退化，病虫害加重，产量下降，种茎种植成本高不利于规模化发展。近年来解决了黄精种子休眠问题，播种育苗已规模化生产，但生产周期延长，实生苗种植常需 5～6 年才能收获，且实生苗种植分化严重，造成黄精产量和品质的不稳定性。因此，黄精种苗繁育是制约黄精产业可持续发展的主要因素，故需要加强黄精良种选育工作。

2. 大别山黄精资源培育规模有待扩大

目前大别山区的黄精种植多为散户，分布零散、规模较小，龙头企业示范带动作用有限，不能够有效组织和引导种植户集约化生产，市场占有率有限，因此在全国黄精市场缺少话语权。缺乏功能强大的支撑平台，粗放的田间管理严重影响黄精的产量和品质。黄精高产、高效、优质栽培技术的系统研究尚不够深入，缺乏科学化的管理模式、规范化的种植技术、现代化的硬件支撑。

3. 大别山黄精产业化水平有待提高

大别山区规模化黄精产业稀缺，缺乏强势企业的带动和足够的资金投入，加工产品打不开市场，不能有效刺激整个黄精产业的发展。大别山区黄精研究开发技术平台不够完善，高端技术人员缺乏，创新能力不强，产品研发不足，导致整体竞争力不强。

黄精的炮制加工大多沿用传统工艺，技术控制参数不明确，导致黄精药材质量难以保证，缺乏深加工及综合利用。大别山区黄精产业主要以原料或初加工产品出售，产品开发处于初级阶段，产品存在"短、小、乱"情况，同质化严重，产品附加值低。因此，需要开展黄精的深加工研究，以拓宽黄精功能产品开发领域，延长黄精全产业链。

4. 大别山黄精人才与技术存在短板

大别山区黄精产业从业人员多为产地农民，专业性不高，人才梯队建设不完善，人才创新驱动力不足，专业种植、药材生产、中药炮制专业人才紧缺。规模化种植技术标准不统一，生产标准尚需进一步完善，严重制约了大别山黄精产业的高质量发展。

5. 大别山黄精知名度需进一步提高

品牌是企业乃至整个黄精行业存续的灵魂，品牌建设对提升大别山黄精影响力及产值意义重大。近年来，虽然大别山黄精产业品牌建设取得一定成效，但整体知名度不高，市场影响力弱。因此，需要加强品牌建设、充分展现品牌价值、实现跨越式发展。

第 2 节　大别山黄精产业前景分析

一、黄精产业前景

1. 黄精市场需求量稳步增加

中药材天地网显示 2017 年全国黄精需求规模为 14000 吨，市场需求量每年以 14% 的速度增长；全国黄精产量规模约为 12000 吨，每年以 12% 的速度增长。需求增速大于产量增速，以黄精为原材料的大健康产品需求量不断增加，黄精市场缺口也日益凸显，因此黄精价格逐步走高。2020 年国家林业和草原局成立黄精产业发展联盟，此后湖南、江西等省相继举办了全国性的黄精产业发展高峰论坛，黄精产业发展不断加速。从中长期趋势看，黄精市场价格上涨会再创新高。

2. 黄精产品研发力度逐渐增强

黄精是多种中成药、保健品、养生食品的生产原料，产品逐渐向多元化发展。天地云图大数据平台监控的 7702 种中成药中，218 种中成药中含有黄精。2015 年以来，食品黄精发展迅速，黄精被加工成茶、酒、饼干、面条、蜜饯等产品。在国家市场监督管理总局注册的以黄精或黄精提取物为原料的保健食品共有 351 个，其中以黄精为主要原料的 307 个，以黄精提取物为原料的 44 个。以黄精为主要配方申请的保健产品达 3079 种。黄精还用于化妆品领域，其水提液和醇提液也正在开发之中。未来黄精产品将在药用、食用基础上，进一步向保健、观赏、康养方面发展，特别是以黄精提取物为原料的功能产品的研发以及黄精菜肴的开发，黄精的产品市场正在发展壮大。

二、黄精产业发展策略

1. 强化黄精的技术研发

以黄精农艺生物强化技术研发为核心，建立种质创制技术、农艺强化技术、微生物强化技术、精深加工技术、监测和评价技术等完整的技术体系。人才队伍是九华黄精产业创新发展的保证，强化人才队伍建设，创新人才引进机制，聚集人才，为黄精产业转型升级提供强大的技术支撑。

2. 加大扶持力度

政府部门设立黄精产业发展专项基金，从科技、产业、生态、文化等多个方面精准发力，充分发挥引领带动作用，利用财政资金的杠杆效应吸引社会资本高效聚集，聚焦产业发展的薄弱环节，重点支持种苗繁育、规模化种植、精深加工、功能食品研发、文化及科研基地建设、产业基础良好的企业发展壮大。促进资源生态优势向产业优势转化，培育大别山黄精产业全产业链集群品牌。

3. 提高黄精供应链的耦合度

鉴于目前黄精产品供应链耦合度较低，产业链上下游无紧密的合作机制，需以市场为导向，依靠龙头企业的带动，在保障农民利益的基础上，把黄精生产产前、产中和产后各环节联结起来，实现产、加、销一体化，建成一批大别山黄精产品专业村镇、加工强县，形成区域黄精产品加工产业集群。调整品牌营销策略，整合大别山区乃至国内优势资源，完善产业链，消除黄精产品开发中存在的严重同质化问题，形成有全局意义的支柱产业。实施种苗培育、种植、管理、收获、精深加工、市场营销等全程监控，实现全程闭环管理，建立可视化的追溯体系，提升品牌影响力，推动大别山黄精走向世界。

4. 实施"五个一"工程

① 培育一批种植基地，夯实产业基础

以品种创新、良种繁育为重点，建立黄精种质资源圃，开展优良品种选育和品种复壮、种质创新研究，建立一批规模化、标准化的生产基地，注重生态栽培，充分利用农业边际土地、林下资源，开展仿生栽培，保障产业优质原料的供应。

② 扶持一批龙头企业，培育产业引擎

按照"产业协同、链条延伸、特色突出、循环发展"的思路，壮大当地龙头企业实力，引进大企业、大资本、大项目投资精深加工，培育一批国家级、省级龙头企业，联合产业上中下游企业、相关高等院校和科研机构，在技术研发、生产制造、示范应用、市场开拓等方面精诚合作，做大做强大别山黄精产业，构建"领军企业—重大项目—产业链—产业集群"的全产业链发展格局。产业链纵向整合和创新资源优化组合，提升大别山黄精产品质量与制造水平，引领黄精产业迈向中高端。

③ 培育一批中小微企业，增强产业发展动力

扶持一批中小微企业，打造大别山黄精的高质量发展引擎，引领黄精产业实现集约化、规模化发展，提高产业聚集度和整体竞争力。充分发挥上市企业的融资优势，吸引优质资源，优化产业发展模式。发挥上市企业知名度和客户的信赖度，促进存量企业裂变发展，推动大别山黄精产业整体做优做强。

④ 打造一个流通体系，推动黄精走向国际

流通体系是黄精产品上行下达的"大动脉"，是产业可持续发展的基础。加强流通设施建设，促进产销对接。加大流通基础设施投入，整合物流资源，建立物流配送中心。建设"线上＋线下"黄精产品交易平台，完善加工、物流、仓储、贸易以及电商配套体系，加强"互联网＋"工程建设，深化与大型电商的合作，探索适合大别山黄精产品特性的物流配送方式和标准化流程。

⑤ 建设一个康养小镇，打造黄精全产业链

大别山区优质生态资源丰富，生态文化与禅文化、农耕文化交相辉映，与优美的自然风光相得益彰。黄精的花果具有较高的观赏价值，适于盆栽观赏和林下种植，是发展休闲农业、农旅结合和三产融合的好产业。依托大别山生态资源优势，以黄精特色产业为引领，以黄精种质资源圃和林下黄精种植基地为基础，深入挖掘黄精的品牌文化，开辟特色黄精文旅路线，建设一个集黄精种植、文旅康养、药膳食疗于一体融合发展的康养小镇，融合医疗、健康、旅游及文化为一体的综合性产业，打造全产业链，拉动经济增长、调整产业结构、提升公共服务水平、解决劳动力就业，促进三产深度融合发展。

参考文献

[1]   晏为力,蒲蕾,蒙义文.两种黄精多糖衍生物的制备及其抗病毒活性比较研究 [J].天然产物研究与
      开发,2000,12（5）:60-65.

[2]   鲍康阜.黄精白绢病的发生与综合防治 [J].现代农业科技,2016（16）:114,117.

[3]   曹小青,戴卫东,黄治,等.安徽九华黄精产业存在的问题及高质量发展对策 [J].中药材,2024
      （3）:537-541.

[4]   陈丹,罗丹,白曦晨,等.富硒青钱柳 - 黄精复方茶饮对小鼠的免疫调节作用 [J].食品安全质量检
      测学报,2021,12（9）:3621-3626.

[5]   陈艳君,姜雪萍,陈存武,等.基于星点设计 - 效应面法优化黄精咀嚼片制备工艺[J].皖西学院学报,
      2019,35（5）:24-29.

[6]   陈婷婷,王国贤,付婷婷,等.黄精多糖对Ⅰ型糖尿病大鼠心肌炎症的保护作用 [J].中药药理与临
      床,2015,31（4）:86-90.

[7]   陈辉,冯珊珊,孙彦君,等.3 种药用黄精的化学成分及药理活性研究进展 [J].中草药,2015,46
      （15）:2329-2338.

[8]   陈敏,王琪,姜欣宇,等.基于网络药理学和分子对接探讨熟地黄 - 黄精治疗阿尔茨海默病的作用机
      制 [J].环球中医药,2024,17（10）:1995-2002.

[9]   陈浩,钱华丽,徐哲,等.黄精治疗糖脂代谢紊乱相关疾病的研究进展 [J].中华中医药杂志,2024,
      39（6）:3014-3017.

[10] 陈晓茹,叶文慧,钟均宏.药用植物黄精的应用研究及产业发展 [J].园艺与种苗,2024,44（4）:
      62-63,66.

[11] 程铭恩,王德群.黄精属 5 种药用植物根状茎的结构及其组织化学定位 [J].中国中药杂志,2013,
      38（13）:2068-2072.

[12] 常富业.黄精抗衰、养生与美容作用诠析 [J].中华中医药学刊,2011,29（3）:593-594.

[13] 陈瑞生,陈相银,张露露.黄精的加工方法 [J].首都医药,2012,19（9）:46.

[14] 陈兴荣,王成军,杨永寿.滇黄精抗衰老保健食品的研究与开发 [J].中国民族民间医药,2009,18
      （21）:1,3.

[15] 岑燕霞,梁玉才,曾江赢,等.食源复方黄精组合物水提液对小鼠抗疲劳作用的研究 [J].食品工
      业科技,2024,46（2）:343.

[16] 丁政宇.黄精不溶性膳食纤维的提取及应用 [D].泰安:山东农业大学,2022.

[17] 董治程,谢昭明,黄丹,等.黄精资源、化学成分及药理作用研究概况[J].中南药学,2012,10(6):
      450-453.

[18] 董治程.不同产地黄精的资源现状调查与质量分析 [D].长沙:湖南中医药大学,2012.

[19] 董子墨,魏柯健,张文隆,等.基于 TRAF1/ASK1/JNK 通路研究黄精水提物对过食"辛辣醇酒"致

胃黏膜损伤小鼠的保护作用 [J] . 中国中药杂志, 2024, 49 (20): 5505-5515.

[20] 董蓉娇, 黄莉, 张雅琼, 等 . 4 个不同花色滇黄精品系花粉形态特征的电镜扫描分析 [J] . 西南农业学报, 2019, 32 (6): 1236-1240.

[21] 党康 . 黄精的种质资源和生物学特性研究 [D] . 咸阳: 西北农林科技大学, 2006.

[22] 邓利娟, 苏晓宇, 杨双琳, 等 . 基于高通量测序技术分析 3 种黄精内生细菌多样性 [J] . 昆明学院学报, 2024, 46 (3): 108-115.

[23] 邓楚波 . 黄精蛋糕的加工工艺 [J] . 食品安全导刊, 2024 (15): 128-131.

[24] 邓钰文, 欧阳琳, 王珊, 等 . 黄精药食同源价值研究进展 [J] . 湖南中医药大学学报, 2024, 44 (5): 912-920.

[25] 杜戈, 于旭昊, 王小吉, 等 . 猕猴桃林下套种黄精高效栽培技术 [J] . 现代农业科技, 2024 (7): 210-212, 216.

[26] 冯哲, 薛小兰, 孙华, 等 . 黄精功能性酸奶生产工艺条件的优化 [J] . 农产品加工, 2018 (24): 37-41.

[27] 付莉慧 . 滇黄精粗多糖含片制备工艺及其抗疲劳作用的初步研究 [D] . 昆明: 云南中医药大学, 2019.

[28] 郭欣悦 . 多花黄精多糖含片制备工艺及其肠道菌群调节保健功能评价 [D] . 成都: 成都大学, 2023.

[29] 辜红梅, 蒙义文, 蒲墙蔷 . 黄精多糖的抗单纯疱疹病毒作用 [J] . 应用与环境生物学报, 2003, 9 (1): 21-23.

[30] 管欣 . 黄精属两种植物解剖结构研究 [D] . 长春: 吉林农业大学, 2016.

[31] 国家药典委员会 . 中华人民共和国药典 [M] . 2020 年版 . 北京: 中国医药科技出版社, 2020.

[32] 谷甫刚 . 中药材黄精种植技术研究 [D] . 贵阳: 贵州大学, 2006.

[33] 顾伯生 . 黄精延寿饮的临床应用 [J] . 河北中医, 1996 (3): 23.

[34] 古丽扎旦姆·达吾提, 刘晓风, 杨家珺, 等 . 黄精多糖酶辅助法提取工艺优化及活性分析研究 [J] . 中国酿造, 2024, 43 (6): 245-251.

[35] 拱健婷, 于淑琳, 徐媛媛, 等 . 黄精霉变过程中麦角甾醇变化规律及基于电子鼻技术的快速预测模型研究 [J] . 中国现代中药, 2024, 26 (8): 1337-1344.

[36] 胡晓佳, 李亮, 负洁, 等 . 黄精功能性酸奶的研制及品质研究 [J] . 粮食与油脂, 2021, 34 (3): 115-119.

[37] 胡舒婷 . 黄精的营养成分研究与产品试制 [D] . 咸阳: 西北农林科技大学, 2023.

[38] 侯慧 . 黄精的化学成分及药理作用研究探讨 [J] . 黑龙江科技信息, 2014 (7): 78.

[39] 何沛煜, 张军银, 赵永艳, 等 . 黄精药用价值及保健食品应用研究进展 [J] . 海峡药学, 2021, 33 (12): 31-35.

[40] 胡敏, 王琴, 周晓东, 等 . 黄精药理作用研究进展及其临床应用 [J] . 广东药学, 2005 (5): 68-71.

[41] 洪家顺, 宁知贵, 李道成, 等 . 基于 ICP-MS 的不同产地黄精元素差异分析及健康风险评估 [J] . 甘肃农业大学学报, 2024 (6): 1-17.

[42] 黄艳艳, 周光锋 . 黄精两种复种模式产量效益现状分析 [J] . 北方园艺, 2014 (14): 148-153.

[43] 黄璐琦，杨维泽，杨绍兵.黄精生产加工适宜技术［M］.北京：中国医药科技出版社，2021.

[44] 贾宇涵.黄精口服液产品研发及品质鉴定［D］.泰安：山东农业大学，2020.

[45] 姜学连，孙云廷，魏铭，等.加味黄精汤治疗慢性乙型肝炎的临床研究［J］.中华中医药学刊，2009，27（8）：1611-1612.

[46] 柯俊涛，王孟娇，郭可依，等.基于响应面设计的黄精代餐饼干工艺配方优化研究［J］.保鲜与加工，2022，22（12）：38-43.

[47] 李安，袁小卓，孙亚茹，等.响应面法优选黄精发酵功能饮料的工艺和配方［J］.中国酿造，2017，36（6）：187-192.

[48] 李锦松，张超，张怀山，等.黄精在酿造黄酒中的作用研究［J］.中国酿造，2017，36（11）：64-67.

[49] 李晨.游牧一族肉苁蓉黄精茶成保健食品［N］.巴彦淖尔日报（汉），2010-01-15（1）.

[50] 李晓彤.黄精葛根保健饮料的研发［D］.泰安：山东农业大学，2019.

[51] 李琳.提高缺氧耐受力保健食品复方红黄口含片的研制［D］.兰州：甘肃中医药大学，2020.

[52] 李伟，张雪元，杨波，等.黄精肉苁蓉胶囊制备及抗疲劳作用研究［J］.食品与发酵科技，2022，58（5）：72-76.

[53] 李吟平.黄精种子贮藏生理研究［D］.咸阳：西北农林科技大学，2016.

[54] 李勇刚.黄精生物学特性及种子休眠特性的研究［D］.咸阳：西北农林科技大学，2009.

[55] 李进，苏洁，董英杰，等.黄精水提物对慢性阻塞性肺疾病模型大鼠的作用研究［J］.中国中药杂志，2024，49（16）：4321-4328.

[56] 李红，宋晓燕，王锋，等.蒸制预处理对发酵型黄精米酒品质的影响［J］.中国酿造，2024，43（4）：173-178.

[57] 李华荣，周财，魏薇，等.湖北黄精大小孢子发生及雌雄配子体发育［J］.西北植物学报，2024，44（5）：813-823.

[58] 刘晓谦，易红，姚丽，等.黄精属植物的研究进展及其开发前景［J］.中国药学杂志，2017，52（7）：5.

[59] 刘品华，刘明研.一种造粒滇黄精代用茶加工方法：CN201811335290.X［P］.2018-11-10.

[60] 刘品华，刘明研，郑绍聪，等.造粒型黄精苦荞代用茶的研究［J］.西南农业学报，2021，34（1）：183-189.

[61] 刘跃钧，张媛，蒋燕锋，等.黄精种质资源遗传多样性研究［J］.浙江农林大学学报，2016，33（6）：1085-1091.

[62] 刘玲.黄精质量标准和炮制工艺的研究［D］.贵州：贵阳医学院，2015.

[63] 刘洋洋，安莹莹，泰文娟，等.黄精多糖药理作用研究进展［J］.泰山医学院学报，2014，35（9）：967-970.

[64] 刘雪莲，邹文俊，白红艳.地奥紫黄精片免疫调节作用研究［J］.中药药理与临床，2005（6）：63-65.

[65] 刘诗琼，秦晓群，李世胜.黄精多糖对小鼠抗疲劳作用的实验研究［J］.中国当代医药，2009，16（10）：31-32，35.

[66] 刘佩.黄精幼苗生长特性及成分积累研究［D］.咸阳：西北农林科技大学，2014.

[67] 刘日斌，邹卓，唐嘉辉，等.黄精黑糯米酒酿造工艺优化及其品质分析［J］.中国酿造，2024，43（4）：

192-196.

[68] 刘校.黄精属轮生叶类本草生物学特性研究 [D].合肥：安徽中医药大学，2018.

[69] 柳威，林懋怡，刘晋杰，等.滇黄精研究进展及黄精研究现状 [J].中国实验方剂学杂志，2017，23（14）：226-234.

[70] 柳敏，成忠均，徐庆祝，等.滇黄精灰霉病菌鉴定与室内防治药剂筛选 [J].中药材，2024（5）：1100-1105.

[71] 柳海燕，余水生，王忠佳，等.黄精覆盆子保健饮料的研制及抗氧化功能评价 [J].现代食品科技，2024，40（9）：257-269.

[72] 陆丽华.黄精生殖生物学特性及其主要害虫二斑叶螨生长发育的研究 [D].咸阳：西北农林科技大学，2010.

[73] 陆姝余，马雅鸽，程清云，等.自然发酵滇黄精酵素的工艺优化及功能活性分析 [J].食品研究与开发，2024，45（10）：135-141.

[74] 吕嘉枥，马亚宁.黄精酸奶的研制 [J].中国酿造，2006，25（11）：78-79.

[75] 梁安怡.发酵型黄精米酒的工艺研究及产品标准的建立 [D].长沙：中南林业科技大学，2015.

[76] 罗敏，章文伟，邓才富，等.药用植物多花黄精研究进展 [J].时珍国医国药，2016，27（6）：1467-1469.

[77] 廖可欣，姜劼琳，肖移生.黄精丸对学习记忆障碍小鼠海马神经元自噬的影响 [J].中国实验方剂学杂志，2024，30（16）：19-26.

[78] 林支穹.从肺脾肾三脏浅述黄精的药理作用 [J].中医研究，2024，37（5）：91-96.

[79] 龙志望.多花黄精的特征特性及林下种植技术 [J].种子科技，2024，42（7）：66-68.

[80] 马妮，王玉欠，高明菊，等.滇黄精颗粒茶的加工技术 [J].食品工业，2023，44（1）：5-7.

[81] 马兴右，朱志，罗雪莲，等.黄精多糖对维氏气单胞菌抑制效果研究 [J].水产养殖，2024，45（6）：30-36.

[82] 孟妍.黄精联合抗性淀粉对早期糖尿病肾病的影响及其临床研究 [D].济南：山东中医药大学，2020.

[83] 马旭，于杰，刘迎迎，等.黄精补益肾气在老年高血压病辨治中的临床应用 [J].辽宁中医药大学学报，2025，27（1）：91-97.

[84] 年金玉，年贵发，王婷，等.滇黄精的资源分布及仿野生栽培研究 [J].农村实用技术，2017（1）：22-24.

[85] 覃引，何晓亮，张建昆，等.黄精-枸杞复合酸奶工艺条件优化及其品质分析 [J].中国酿造，2022，41（8）：156-162.

[86] 任群利，张信群，王苗，等.黄精多糖对糖尿病小鼠降糖作用及肠道影响的研究 [J].药学实践与服务，2022，40（6）：510-514.

[87] 任仙樱.中药材黄精产业化经营发展的研究 [D].合肥：安徽农业大学，2016.

[88] 任萃姣，丁杨飞，李靖季，等.多花黄精炮制前后化学成分差异的 UPLC-Q-Exactive Orbitrap MS 分析 [J].中国实验方剂学杂志，2024，30（24）：183-189.

[89] 任玲慧,郭星好,郭宜欣,等.林下种植滇黄精对土壤理化性状及微生物群落的影响[J].中国现代中药,2024(6):1015-1023.

[90] 苏文田,刘跃钧,蒋燕锋,等.黄精产业发展现状与可持续发展的建议[J].中国中药杂志,2018,43(13):2831-2835.

[91] 孙思胜,连新生,张莹丽,等.复方黄精酸奶生产工艺的研究[J].许昌学院学报,2020,39(2):99-103.

[92] 孙哲.三种黄精资源调查及卷叶黄精质量评价[D].北京:北京中医药大学,2009.

[93] 孙秀梅,栾妮娜,张兆旺.黄精的炮制历史沿革与现代研究进展[J].山东中医药大学学报,2008(6):518-521.

[94] 孙世伟.汉中地区黄精主要害虫发生及防治技术研究[D].咸阳:西北农林科技大学,2007.

[95] 孙哲,陈玉婷.中药黄精的基原鉴定与现代研究进展[C]//中国商品学会.第一届全国中药商品学术大会论文集.2008:317-326.

[96] 邵晓婷,樊建元,向婧.富硒青钱柳黄精茶珍对糖尿病患者血糖水平及并发症的影响[J].中国医药指南,2023,21(16):62-65.

[97] 时晓娟,李朋收,魏颖,等.黄精多糖提取工艺及药理作用研究进展[J].中医药导报,2015,21(23):103-105.

[98] 苏小娇,陈林,谢兴亮,等.参精咀嚼片的处方工艺研究[J].食品与药品,2019,21(06):450-456.

[99] 石娟,赵煜,雷杨,等.黄精粗多糖抗疲劳抗氧化作用的研究[J].时珍国医国药,2011,22(6):1409-1410.

[100] 沈建利,刘利萍,钱建鸿.黄精多糖对免疫抑制小鼠的免疫功能的影响[J].药物评价研究,2012,35(5):328-331.

[101] 施大文,王志伟,李自力,等.中药黄精的性状和显微鉴别[J].上海医科大学学报,1993(3):213-219.

[102] 施大文,王志伟,李自力,等.黄精的药源调查及商品鉴定[J].中药材,1993(6):19-21.

[103] 宋晓娜,程小玲,王光瑞,等.黄精多糖对低压低氧暴露大鼠心肌能量代谢的改善作用[J].营养学报,2024,46(3):270-275.

[104] 斯金平,裘雨虹,孙云娟,等.新兴林粮——黄精产业发展战略研究[J].中国工程科学,2024,26(2):113-120.

[105] 宋思情,马英姿,宋荣,等.11种黄精属植物根和根状茎显微结构的比较[J].经济林研究,2023,41(2):214-222.

[106] 唐梅.黄精饮片小包装贮藏技术研究[D].成都:成都中医药大学,2013.

[107] 谭小青,唐红珍,高红伟,等.黄精GC-MS指纹图谱及体外抗病毒活性的谱效关系研究[J].中药药理与临床,2021,37(1):116-120.

[108] 唐翩翩,徐德平.黄精中甾体皂苷的分离与结构鉴定[J].食品与生物技术学报,2008(4):34-37.

[109] 唐铭鑫,符天昊,杨韬坛,等.湖南多花黄精快速繁殖体系的建立[J].湖南农业科学,2024(5):7-12.

[110] 唐翠芳，汪亚东，宋松泉．杉树林下话黄精［J］．生命世界，2023（2）：36-39.

[111] 田启建，赵致，谷甫刚．贵州黄精病害种类及发生情况研究初报［J］．安徽农业科学，2008（17）：7301-7303.

[112] 童红，申刚．黄精药材中黄精多糖的含量测定［J］．中国药业，2007（9）：20-21.

[113] 王杰，江润生，王秋艳，等．黄精多糖酸奶的研制及其品质分析［J］．农产品加工，2019（1）：4-9.

[114] 王立升，刘旭，袁明清．一种黄精提取物的制备方法及其黄精产品：CN202010835156.7［P］.2020-08-19.

[115] 王玉茜，范宜雯，张学新，等．响应面法优化黄精红枣酸奶的工艺配方［J］．食品研究与开发，2021，42（9）：67-74.

[116] 王敏．超高压提取黄精多糖的工艺及应用［D］．泰安：山东农业大学，2022.

[117] 王俊杰，刘思好，李洁，等．复方黄精茶对糖尿病大鼠糖脂代谢的影响及血管保护作用［J］．湘南学院学报（医学版），2017，19（2）：9-12.

[118] 王慧，袁德培，曾楚华，等．黄精的药理作用及临床应用研究进展［J］．湖北民族学院学报：医学版，2017，34（2）：58-60，64.

[119] 王丹．玉竹与黄精繁殖生物学研究［D］．沈阳：沈阳农业大学，2016.

[120] 王婷，苗明三．黄精的化学、药理及临床应用特点分析［J］．中医学报，2015，30（5）：714-715，718.

[121] 王聪．多花黄精多糖提取分离、分子量测定及其粗多糖的初步药效研究［D］．成都：成都中医药大学，2012.

[122] 王东辉．黄精的田间规范化栽培技术优化研究［D］．咸阳：西北农林科技大学，2006.

[123] 王金芳．黄精治疗病毒性皮肤病［J］．中医杂志，2000（9）：523.

[124] 王佳勇，朱晓俊，王素娴，等．黄精多糖调控巨噬细胞极化抑制食管癌细胞 Eca109 迁移侵袭的作用机制［J］．现代中医药，2024，44（6）：88-95.

[125] 王娜，刘涛，马畅，等．多花黄精中果聚糖产物的抗疲劳与改善肠道菌作用研究［J］．南京中医药大学学报，2024（5）：494-502.

[126] 王鑫，课净璇，王亚斌，等．提取方法对黄精渣水不溶性膳食纤维结构和功能特性的影响［J］．食品工业科技，2024，45（24）：187.

[127] 王家璇，王锋，李清明，等．基于蒸制处理的黄精麻味物质研究［J］．食品与机械，2024，40（4）：165-171.

[128] 王灿彬，潘克琴，王华磊，等．基于品质性状与矿质元素含量的多花黄精种源多样性分析及评价［J］．山东农业科学，2024，56（6）：55-64.

[129] 王宗灿，郑天盛，韦梦铃，等．基于 APELIN-PGC1α-UCP1 信号通路探讨黄精黄芪复方抑制肺癌进展的作用机制［J］．肿瘤，2024，44（2）：180-194.

[130] 王洪根，张小辉，邓娇梦，等．不同覆盖物对多花黄精种子育苗的影响［J］．林业科技，2024，49（2）：22-25.

[131] 汪建亚，杨春惠，赵爱玲，等．林下黄精生态种植关键技术［J］．湖北林业科技，2024，53（2）：

97-99，78.

[132] 吴慧娟.黄精复方口服液的开发及其降血糖功能研究［D］.南昌：南昌大学，2023.

[133] 吴江，朱荣平，樊成，等.不同年份多花黄精多糖和重金属含量与土壤关联性评价［J］.湖北农业科学，2024，63（6）：181-186.

[134] 吴小渊，俞年军，邢丽花，等.UPLC-ESI-QTOF/MS 快速表征鉴定九华黄精的化学成分［J］.中南药学，2024，22（5）：1238-1244.

[135] 卫钰成，杨敏敏，施琳，等.滇黄精水提物联合间歇性禁食通过调节肠道菌群改善高脂饮食诱导的小鼠肥胖及肝损伤［J］.食品与发酵工业，2022，48（13）：91-102.

[136] 万学锋，陈菁瑛.多花黄精组培快繁技术初探［J］.中国现代中药，2013，15（10）：850-852.

[137] 万小林，梁思琪，肖强.黄精中与生物碱代谢相关 WRKY 转录因子家族分析［J］.分子植物育种，2024：1-9［2024-07-07］.https：//link.cnki.net/urlid/46.1068.S.20240521.1334.007.

[138] 韦新宇.黄精益阴汤治疗原发性高血压疗效观察［J］.实用中医药杂志，2016，32（9）：862.

[139] 吴晓岚，王玉勤，车光昇，等.黄精和玉竹抗疲劳作用的实验研究［J］.中国冶金工业医学杂志，2009，26（3）：271-272.

[140] 徐鑫.黄精多糖提取工艺及黄精酸豆奶研制［D］.南京：南京农业大学，2012.

[141] 徐渭沅.黄精多糖的提取工艺及其纯化、分离［D］.贵阳：贵州大学，2006.

[142] 谢晶，余书奇，张旺，等.穆子黄精韧性饼干的研制［J］.保鲜与加工，2021，21（8）：76-81.

[143] 徐世忱，李淑惠，纪耀华，等.黄精炮制前后总多糖含量的比较分析［J］.中国中药杂志，1993，18（10）：600-601.

[144] 徐惠龙，林青青.黄精的本草整理研究［J］.山东中医杂志，2016，35（11）：992-995.

[145] 徐兵兵，于勇杰，吴帆，等.黄精多糖研究综述［J］.中国野生植物资源，2015，34（4）：38-41，46.

[146] 徐吉密.黄精益阴汤治疗 92 例老年高血压病的临床观察［J］.海峡药学，2012，24（11）：169-170.

[147] 滕雪梅.黄精的栽培与加工［J］.吉林农业，2010（1）：64.

[148] 邢兰英，秦候喜，王金霞.黄精抗衰老作用的临床研究［J］.吉林中医药，2005（8）：50-51.

[149] 许倩琪.九华黄精产业：农旅融合让黄精变"黄金"［N］.池州日报，2024-03-27（1）.

[150] 徐荣，王思婷，王占娣，等.滇黄精叶斑病致病菌的分离鉴定［J］.植物病理学报，2024，54（6）：1-6.

[151] 杨迎，侯婷婷，王成等.黄精茶饮的制备工艺及其免疫调节作用研究［J］.食品安全质量检测学报，2022，13（21）：7083-7090.

[152] 杨晓东，盛柳青，包卫华，等.即食型复方黄精咀嚼片的研制与产品质量分析［J］.金华职业技术学院学报，2015，15（3）：77-79.

[153] 杨婧娟，赵声兰，戴金凤，等.发酵滇黄精皂苷的抑菌活性评价及微胶囊制备工艺研究［J］.中国食品添加剂，2022，33（4）：111-119.

[154] 杨瑞娟，王桥美，庄立，等.滇黄精研究进展［J］.农村实用技术，2017（6）：50-52.

[155] 杨顺龙，周英，赵致，等.黄精产地加工工艺研究［J］.山地农业生物学报，2016，35（3）：49-52.

[156] 杨发建.黄精属 6 种药用植物生药学的初步研究［D］.昆明：云南中医学院，2016.

[157] 杨琳.黄精的产地初加工工艺研究 [D].咸阳：西北农林科技大学，2015.

[158] 杨汝.贵州省黄精病害发生情况调查及叶斑病的初步研究 [D].贵阳：贵州大学，2008.

[159] 杨泽芬，陈泽历，袁宝怡，等.病毒病害对滇黄精生理生化特性、产量及品质的影响 [J].西北植物学报，2024（7）：1028-1036.

[160] 杨选辉，赵盈盈，吴德涛，等.黄精组织培养与种子促萌发技术研究 [J].农技服务，2023，40（5）：55-59.

[161] 闫鸿丽，陆建美，王艳芳，等.黄精调节糖代谢的活性及作用机理研究进展 [J].中国现代中药，2015，17（1）：82-85.

[162] 姚荣林.黄精的化学成分及药理研究 [J].医疗装备，2014，27（9）：20-21.

[163] 尹宏，韩娇，袁新普，等.黄精无性系建立的研究 [J].西南农业学报，2009，22（4）：1065-1068.

[164] 尤新军，郭蕊，王琳，等.黄精总皂苷超声提取工艺研究 [J].西北林学院学报，2010，25（3）：163-166.

[165] 余静，刘启伟，阚红星，等.黄精通过调控拓扑异构酶 II-α 抗胃癌的分子机制研究 [J].安徽中医药大学学报，2024，43（5）：72-78.

[166] 杨庆雄，李欣.林下经济作物黄精的研究进展 [J].贵州师范大学学报（自然科学版），2024，42（6）：1-34.

[167] 杨童雨，施竹凤，廖永琴，等.轮纹镰孢菌（*Fusarium concentricum*）引起滇黄精根茎腐病的首次报道 [J/OL].植物病理学报，2024：1-5 [2024-07-07].https：//doi.org/10.13926/j.cnki.apps.001642.

[168] 赵青松.一种黄精石斛养生面条及其制作方法：中国发明专利.CN201911306286.5[P].2020-03-17.

[169] 赵秋华，潘乔丹，黄嫀琳，等.基于抗氧化作用成分的黄精炮制工艺优化 [J].中国民族民间医药，2024，33（10）：61-66.

[170] 赵祥君，崔俊丽，刘子熙，等.经方黄精酒对银屑病样小鼠的作用研究 [J].中国酿造，2024，43（03）：211-216.

[171] 朱思远.黄精饮料加工工艺及其品质鉴定 [D].泰安：山东农业大学，2020.

[172] 朱建平，邓文祥，冯楚雄，等.功能性食品黄精山楂酸奶的配方筛选 [J].湖南中医药大学学报，2017，37（3）：271-274.

[173] 朱建平，谢梦洲，邓文祥，等.黄精酸奶降脂作用的实验研究 [J].湖南中医药大学学报，2017，37（7）：805-808.

[174] 朱建平.黄精山楂酸奶的研制及其对大鼠预防性调血脂作用的研究 [D].长沙：湖南中医药大学，2018.

[175] 赵鹏达，李婷，史晓丹，等.鸡头黄精不同外植体诱导愈伤组织研究 [J].现代园艺，2023，46（13）：1-3.

[176] 张松，张睿，张瑛，等.黄精薏仁馒头加工工艺研究 [J].食品研究与开发，2018（1）：110-116.

[177] 张宇，林川，段丹，等.芦笋-黄精凝固型酸奶的工艺优化 [J].农产品加工，2021（9）：48-50，55.

[178] 张雨曦，曾丹.黄精知母三七胶囊对小鼠的降血糖作用研究［J］.食品安全质量检测学报，2022，13（13）：4335-4343.

[179] 张智，包智影，孙家佳，等.发酵黄精多糖对肥胖小鼠肠道菌群的影响［J］.华南理工大学学报（自然科学版），2021，49（3）：95-105.

[180] 张跃进，张玉翠，李勇刚，等.药用植物黄精种子休眠特性研究［J］.植物研究，2010，30（6）：753-757.

[181] 张欣.黄精主要害虫二斑叶螨的生长发育与生物农药残留研究［D］.咸阳：西北农林科技大学，2012.

[182] 张洁.滇黄精化学成分的研究［D］.郑州：河南中医学院，2006.

[183] 张普照.黄精采收加工技术及其化学成分研究［D］.咸阳：西北农林科技大学，2006.

[184] 张峰，高群，孔令雷，等.黄精多糖抗肿瘤作用的实验研究［J］.中国实用医药，2007（21）：95-96.

[185] 张钰，蔡学飞，徐涛，等.不同生态环境及生长年限对多花黄精品质及其根际微生物的影响［J/OL］.特产研究，2024：1-8［2024-07-07］.https：//doi.org/10.16720/j.cnki.tcyj.2024.075.

[186] 中国科学院中国植物志编辑委员会，中国植物志：15卷［M］.北京，科学出版社，1978，52-81.

[187] 周新华，曾满生，肖智勇，等.多花黄精嫩芝与根茎芽离体培养技术［J］.经济林研究，2014，32（4）：68-72.

[188] 周新华，朱宜春.桂尚上，等.多花黄精组培生根技术研究［J］.经济林研究，2015，33（4）：102-105.

[189] 周兰茅，刘天启，吕佳瑶，等.食药同源滇黄精水提物保护酒精性肝损伤的机制［J］.陕西师范大学学报（自然科学版），2024，52（5）：82-96.

[190] 郑燕飞.黄精赞育胶囊化学成分及改善少弱精子症的作用机制研究［D］.北京：北京中医药大学，2014.

[191] 曾晔，赖海标，钟亮，等.黄精费育丸治疗男性少弱精不育症45例［J］.中国中西医结合外科杂志，2008，14（6）：571-573.

[192] 曾林燕，宋志前，魏征，等.黄精炮制过程中新产生成分分离及含量变化［J］.中草药，2013，44（12）：1584-1588.

[193] 钟子龙，张小辉，王洪根，等.多花黄精根茎萌发新芽及生长习性研究［J］.浙江林业科技，2024，44（2）：63-67.

[194] Ahn M J，Kim C Y，Yoon K D，et al. Steroidal saponins from the rhizomes of *Polygonatum sibiricum* ［J］. J. Nat. Prod.，2006，69：360-364.

[195] An J，Liu J Z，Wu C F，et al. Anti-HIV Ⅰ / Ⅱ activity and molecular cloning of a novel mannose/sialic acidbinding lectin from rhizome of *Polygonatum cyrtonema* Hua ［J］. Acta Biochim. Biophys. Sin.，2006，38：70-78.

[196] Alkadi H. A review on free radicals and antioxidants［J］. Infect Disord Drug Targets，2020，20：16-26.

[197] Baek S H，Jin G L，Park S Y，et al. Gas chromatographic determination of azetidine-2-carboxylic acid in rhizomes of *Polygonatum sibiricum* and *Polygonatum odoratum*［J］. J. Food Compos. Anal.，2012，

25: 137-141.

[198] Bai J B, Ge J C, Zhang W J, et al. Physicochemical, morpho-structural, and biological characterization of polysaccharides from three *Polygonatum* spp [J]. RSC Adv., 2021, 11: 37952-37965.

[199] Bertaud F, Sundberg A, Holmbom B. Evaluation of acid methanolysis for analysis of wood hemicelluloses and pectins [J]. Carbohyd. Polym., 2002, 48: 319-324.

[200] Bian Z, Li C, Peng D, et al. Use of steaming process to improve biochemical activity of *Polygonatum sibiricum* polysaccharides against D-Galactose-induced memory impairment in mice [J]. Int. J. Mol. Sci., 2022, 23: 11220.

[201] Cai J, Zhu Y, Zuo Y, et al. *Polygonatum sibiricum* polysaccharide alleviates inflammatory cytokines and promotes glucose uptake in high glucose and high insulin induced 3T3L1 adipocytes by promoting Nrf2 expression [J]. Mol. Med. Rep., 2019, 20: 3951-3958.

[202] Cai J, Tian Y, Lin R, et al. Protective effects of kidney-tonifying Chinese herbal preparation on substantia nigra neurons in a mouse model of Parkinson's disease [J]. Neural. Regen. Res., 2012, 7: 413-420.

[203] Chai Y, Luo J, Bao Y. Effects of *Polygonatum sibiricum* saponin on hyperglycemia, gut microbiota composition and metabolic profiles in type 2 diabetes mice [J]. Biomed. Pharmacother., 2021, 143: 112155.

[204] Cui X, Wang S, Cao H, et al. A review: the bioactivities and pharmacological applications of *Polygonatum sibiricum* polysaccharides [J]. Molecules, 2018, 23: 1170.

[205] Cheng X, Ji H, Cheng X, et al. Characterization, classification, and authentication of *Polygonatum sibiricum* samples by volatile profiles and flavor properties [J]. Molecules, 2022, 27: 25.

[206] Chen J, Zhu J Z, Li X G, et al. Botrytis cinerea causing gray mold of *Polygonatum sibiricum*（Huang Jing）in China [J]. Crop Prot, 2021, 140: 105424.

[207] Chen Z, Zhu B, Chen Z, et al. Effects of steam on polysaccharides from *Polygonatum cyrtonema* based on saccharide mapping analysis and pharmacological activity assays [J]. Chin. Med-UK., 2022, 17: 97.

[208] Chen Z, Luo J, Jia M, et al. *Polygonatum sibiricum* saponin exerts beneficial hypoglycemic effects in type 2 diabetes mice by improving hepatic insulin resistance and glycogen synthesis-related proteins [J]. Nutrients., 2022, 14: 5222.

[209] Chen Y, Lu K, Li J, et al. Structure and function analysis of *Polygonatum cyrtonema* lectin by site-directed mutagenesis [J]. Acta Biochim. Biophys. Sin., 2017, 49: 1099-1111.

[210] Chen Z, Liu J, Kong X, et al, Characterization and immunological activities of polysaccharides from *Polygonatum sibiricum* [J]. Biol. Pharm. Bull., 2020, 43: 959-967.

[211] Cheng Y, Huang X, Li L, et al. Effects of solid fermentation on *Polygonatum cyrtonema* polysaccharides: isolation, characterization and bioactivities [J]. Molecules, 2023, 28: 5498.

[212] Ding J, Bao J, Zhu D, et al. Crystal structures of a novel anti-HIV mannose-binding lectin from *Polygonatum cyrtonema* Hua with unique ligand-binding property and super-structure [J]. J. Struct.

Biol., 2010, 171: 309-317.

[213] Dong J, Gu W, Yang X, et al. Crosstalk between *Polygonatum kingianum*, the miRNA, and gut microbiota in the regulation of lipid metabolism [J]. Front. Pharmacol., 2021, 12: 740528.

[214] Du L, Nong M N, Zhao J M, et al. *Polygonatum sibiricum* polysaccharide inhibits osteoporosis by promoting osteoblast formation and blocking osteoclastogenesis through Wnt/β-catenin signalling pathway [J]. Sci. Rep-UK., 2016, 6: 32261.

[215] Fan B, Wei G, Gan X, et al. Study on the varied content of *Polygonatum cyrtonema* polysaccharides in the processing of steaming and shining for nine times based on HPLC-MS/MS and chemometrics [J]. Microchem. J., 2020, 159: 105352-105352.

[216] Gan L S, Chen J J, Shi M F, et al. A new homoisoflavanone from the rhizomes of *Polygonatum cyrtonema* [J]. Nat. Prod. Commun., 2013, 8: 597-598.

[217] Gan Q, Wang X, Cao M, et al. NF-κB and AMPK-Nrf2 pathways support the protective effect of polysaccharides from *Polygonatum cyrtonema* Hua in lipopolysaccharide-induced acute lung injury [J]. J. Ethnopharmacol., 2022, 291: 115153.

[218] Gong H, Gan X, Li Y, et al. Review on the genus *Polygonatum* polysaccharides: Extraction, purification, structural characteristics and bioactivities [J]. Int. J. Biol. Macromol., 2023, 229: 909-930.

[219] Gu M, Zhang Y, Fan S, et al. Extracts of Rhizoma polygonati odorati prevent high-fat diet-induced metabolic disorders in C57BL/6 mice [J]. PLoS One, 2013, 8 (11): e81724.

[220] Han C, Zhu Y, Yang Z, et al. Protective effect of *Polygonatum sibiricum* against cadmium-induced testicular injury in mice through inhibiting oxidative stress and mitochondria-mediated apoptosis [J]. J. Ethnopharmacol., 2020, 261: 113060.

[221] He Y, Chen Z, Nie X, et al. Recent advances in polysaccharides from edible and medicinal *Polygonati rhizoma*: from bench to market [J]. Int. J. Biol. Macromol., 2022, 195: 102-116.

[222] He L, Yan B, Yao C, et al. Oligosaccharides from *Polygonatum cyrtonema* Hua: structural characterization and treatment of lps-induced peritonitis in mice [J]. Carbohyd. Polym., 2020, 255: 117392.

[223] Horng C T, Huang J K, Wang HY, et al. Antioxidant and antifatigue activities of *Polygonatum Alte-lobatum* Hayata rhizomes in rats [J]. Nutrients, 2024, 6: 5327-5337.

[224] Hu J, Cheng H, Xu J, et al. Determination and analysis of monosaccharides in *Polygonatum cyrtonema* Hua polysaccharides from different areas by ultra-high-performance liquid chromatography quadrupole trap tandem mass spectrometry [J]. J. Sep. Sci., 2021, 44: 3506-3515.

[225] Hu C Y, Xu D P, Wu Y M, et al. Triterpenoid saponins from the rhizome of *Polygonatum sibiricum* [J]. J. Asian Nat. Prod. Res., 2010, 12: 801-808.

[226] Huang S, Yuan H, Li W, et al. *Polygonatum sibiricum* polysaccharides protect against MPP-induced neurotoxicity via the Akt/mTOR and Nrf2 pathways [J]. Oxid Med. Cell Longev., 2021, 13: 8843899.

［227］ Hirai N，Miura T，Moriyasu M，et al. Cardiotonic activity of the rhizome of *Polygonatum sibiricum* in rats［J］. Biol. Pharm. Bull.，1997，20：1271-1273.

［228］ Jin J，Lao J，Zhou R，et al. Simultaneous identification and dynamic analysis of saccharides during steam processing of rhizomes of *Polygonatum cyrtonema* by HPLC-QTOF-MS/MS［J］. Molecules，2018，23：2855.

［229］ Jo K，Suh H J，Choi H S，et al. *Polygonatum sibiricum* rhizome promotes sleep by regulating non-rapid eye movement and GABAergic/serotonergic receptors in rodent models［J］. Biomed Pharmacother，2018，105：167-175.

［230］ Ko J H，Kwon H S，Yoon J M，et al. Effects of *Polygonatum sibiricum* rhizome ethanol extract in high-fat diet-fed mice［J］. Pharm. Biol.，2015，53：563-570.

［231］ Kun H S，Jae C D，Sam S K. Isolation of adenosine from the rhizomes of *Polygonatum sibidcum*［J］. Arch. Pharm. Res.，1991，14：193-194.

［232］ Lan L，Chen H，Wang Z，et al. Extraction of *Polygonatum* odoratum polysaccharides using response surface methodology and preparation of a compound beverage［J］. Carbohydrate Polymers.，2011，86（3）：1175-1180.

［233］ Li X，Chen Q，Liu G，et al. Chemical elucidation of an arabinogalactan from rhizome of *Polygonatum sibiricum* with antioxidant activities［J］. Int. J. Biol. Macromol.，2021，190：730-738.

［234］ Li C Y，Luo P，Liu J J，et al. Recombinant expression of *Polygonatum cyrtonema* lectin with anti-viral, apoptosis-inducing activities and preliminary crystallization［J］. Process Biochem.，2011，46：533-542.

［235］ Li Q，Zeng J，Gong P，et al. Effect of steaming process on the structural characteristics and antioxidant activities of polysaccharides from *Polygonatum sibiricum* rhizomes［J］. Glycoconjugate J.，2021，38：561-572.

［236］ Li J，Wang X，Zhou R，et al. *Polygonatum cyrtonema* Hua polysaccharides protect BV2 microglia relief oxidative stress and ferroptosis by regulating Nrf2/HO-1 pathway［J］. Molecules，2022，27：7088.

［237］ Li C，Li J，Shang Y，et al. Hypoglycemic and hypolipidemic activity of *Polygonatum sibiricum* fermented with *Lactobacillus brevis* YM 1301 in diabetic C57BL/6 mice［J］. J. Med. Food，2021，24：720-731.

［238］ Li X，Jin F，Lee H J，et al. Kaempferol regulates the expression of airway MUC5AC mucin gene via IκBα-NF-κB p65 and p38-p44/42-Sp1 signaling pathways［J］. Biomol. Ther.，2020，29：303-310.

［239］ Li W，Yu L，Fu B，et al. Protective effects of *Polygonatum kingianum* polysaccharides and aqueous extract on uranium-induced toxicity in human kidney（HK-2）cells［J］. Int. J. Biol. Macromol.，2022，202：68-79.

［240］ Li B，Wu P，Fu W，et al. The role and mechanism of miRNA-1224 in the *Polygonatum sibiricum* polysaccharide regulation of bone marrow-derived macrophages to osteoclast differentiation［J］. Rejuv. Res.，2019，22：420-430.

［241］ Liu H，Sun W，Gu L B，et al. Huaiqihuang Granules reduce proteinuria by enhancing nephrin expression and regulating necrosis factor κB signaling pathway in adriamycin-induced nephropathy［J］.

Chin. J. Integr. Med.，2017，23：279-287.

[242] Liu B，Tang Y，Song Z，et al. *Polygonatum sibiricum* F. Delaroche polysaccharide ameliorates HFD induced mouse obesity via regulation of lipid metabolism and inflammatory response [J] . Mol. Med. Rep.，2021，24: 501.

[243] Li Q，Zeng J，Gong P，et al.Effect of steaming process on the structural characteristics and antioxidant activities of polysaccharides from *Polygonatum* sibiricum rhizomes [J] . Glycoconjugate J.，2021，38: 561-572.

[244] Liu D，Tang W，Han C，et al. Advances in *Polygonatum sibiricum* polysaccharides : extraction，purification，structure，biosynthesis，and bioactivity [J] . Front. Nutr.，2022，9: 1074671.

[245] Liu L，Dong Q，Dong XT，et al. Structural investigation of two neutral polysaccharides isolated from rhizome of *Polygonatum sibiricum* [J] . Carbohyd. Polym.，2007，70: 304-309.

[246] Liu B，Peng H，Yao Q，et al. Bioinformatics analyses of the mannose-binding lectins from *Polygonatum cyrtonema*，*Ophiopogon japonicus* and *Liparis noversa* with antiproliferative and apoptosis-inducing activities [J] . Phytomedicine，2009，16: 601-608.

[247] Liu B，Cheng Y，Zhang B，et al. *Polygonatum cyrtonema* lectin induces apoptosis and autophagy in human melanoma A375 cells through a mitochondria-mediated ROS-p38-p53 pathway [J] . Cancer Lett.，2009，275: 54-60.

[248] Liu F，Liu Y，Meng Y，et al. Structure of polysaccharide from *Polygonatum cyrtonema* Hua and the antiherpetic activity of its hydrolyzed fragments [J] . Antiviral Res.，2004，63: 183-189.

[249] Liu N，Dong Z，Zhu X，et al. Characterization and protective effect of *Polygonatum sibiricum* polysaccharide against cyclophosphamide-induced immunosuppression in Balb/c mice [J] . Int. J. Biol. Macromol.，2018，107: 796-802.

[250] Liu B，Wu J M，Li J，et al. *Polygonatum cyrtonema* lectin induces murine fibrosarcoma L929 cell apoptosis and autophagy via blocking Ras-Raf and PI3K-AKT signaling pathways [J] . Biochimie.，2010，92: 1934-1938.

[251] Liu T，Wu L，Wang D，et al. Role of reactive oxygen species-mediated MAPK and NF-κB activation in *Polygonatum cyrtonema* lectin-induced apoptosis and autophagy in human lung adenocarcinoma A549 cells [J] . J. Biochem.，2016，160: 315-324.

[252] Liu T Y，Zhao L L，Chen S B，et al. *Polygonatum sibiricum* polysaccharides prevent LPS-induced acute lung injury by inhibiting inflammation via the TLR4/Myd88/NF-κB pathway [J] . Exp. Ther. Med.，2020，20: 3733-3739.

[253] Liu X X，Wan Z J，Lin S，et al. Preparation and antiherpetic activities of chemically modified polysaccharides from *Polygonatum cyrtonema* Hua [J] . Carbohydr Polym，2011，83: 737-742.

[254] Liu F，Liu Y，Meng Y，et al. Structure of polysaccharide from *Polygonatum cyrtonema* Hua and the antiherpetic activity of its hydrolyzed fragments [J] . Antivir. Res.，2004，63: 183-189.

[255] Liu J，Li T，Chen H，et al. Structural characterization and osteogenic activity in vitro of novel

polysaccharides from the rhizome of *Polygonatum sibiricum*［J］. Food Funct., 2021, 12: 6626-6636.

［256］ Liao D, An R, Wei J, et al. Transcriptome profiles revealed molecular mechanisms of alternating temperatures in breaking the epicotyl morphophysiological dormancy of *Polygonatum sibiricum* seeds ［J］. BMC Plant Biol., 2021, 21: 370.

［257］ Luan Y, Jiang Y, Huang R, et al. *Polygonati Rhizoma Polysaccharide* prolongs lifespan and healthspan in *Caenorhabditis elegans*［J］. Molecules, 2023, 28: 2235.

［258］ Lu J M, Wang Y F, Yan H L, et al. Antidiabetic effect of total saponins from *Polygonatum kingianum* in streptozotocin-induced daibetic rats［J］. J. Ethnopharmacol., 2016, 179: 291-300.

［259］ Long T, Liu Z, Shang J, et al. *Polygonatum sibiricum* polysaccharides play anti-cancer effect through TLR4-MAPK/NF-κB signaling pathways［J］. Int. J. Biol. Macromol., 2018, 111: 813-821.

［260］ Luo C P, Li W, Chun Z, et al. Discriminating five *Polygonatum* medical materials and monitoring their chemical changes associated with traditional process by FT-IR spectroscopy coupled with multivariate analysis［J］. Vibrational Spectroscopy, 2018, 99: 104-112.

［261］ Luo M, Hu Z, Zhong Z, et al. Chemical structures and pharmacological properties of typical bioflavonoids in *Polygonati Rhizoma*（PGR）［J］. J. Environ. Public Health., 2023, 8: 4649614.

［262］ Luo J, Chai Y, Zhao M, et al. Hypoglycemic effects and modulation of gut microbiota of diabetic mice by saponin from *Polygonatum sibiricum*［J］. Food Funct., 2020, 11: 4327-4338.

［263］ Ma W, Wei S, Peng W, et al. Antioxidant effect of *Polygonatum sibiricum* polysaccharides in D-galactose-induced heart aging mice［J］. BioMed Res. Int., 2021, 29: 6688855.

［264］ Mao Y P, Song Y M, Pan S W, et al. Effect of Codonopsis Radix and *Polygonati Rhizoma* on the regulation of the IRS1/PI3K/AKT signaling pathway in type 2 diabetic mice［J］. Front. Endocrinol （Lausanne）., 2022, 13: 1068555.

［265］ Mu C, Sheng Y, Wang Q, et al. Potential compound from herbal food of *Rhizoma Polygonati* for treatment of COVID-19 analyzed by network pharmacology: Viral and cancer signaling mechanisms［J］. J. Funct. Foods., 2021, 77: 104149.

［266］ Ni H, Xu S, Gu P, et al. Optimization of preparation conditions for CTAB-modified *Polygonatum sibiricum* polysaccharide cubosomes using the response surface methodology and their effects on splenic lymphocytes［J］. Int. J. Pharmaceut., 2019, 559: 410-419.

［267］ Pei H, Ma L, Cao Y, et al. Traditional Chinese medicine for Alzheimer's disease and other cognitive impairment: a review［J］. Am. J. Chin. Med., 2020, 48: 487-511.

［268］ Peng X, He J, Zhao J, et al. *Polygonatum sibiricum* polysaccharide promotes osteoblastic differentiation through the ERK/GSK-3β/β-catenin signaling pathway in vitro［J］. Rejuv. Res., 2017, 21: 44-52.

［269］ Qin P Y, Xu Y J, Zuo X D, et al. Effect and mechanisms of *Polygonatum kingianum*（*polygonati rhizome*）on wound healing in diabetic rats［J］. J. Ethnopharmacol., 2022, 298: 115612.

［270］ Shen F, Xie P, Li C, et al. Polysaccharides from *Polygonatum cyrtonema* Hua reduce depression-like behavior in mice by inhibiting oxidative stress-Calpain-1-NLRP3 signaling axis［J］. Oxid. Med. Cell

Longev., 2022, 20: 2566917.

[271] Shi Y, Si D, Chen D, et al. Bioactive compounds from *Polygonatum* genus as anti-diabetic agents with future perspectives [J]. Food Chem., 2023, 408: 135183.

[272] Shu G, Xu D, Zhao J, et al. Protective effect of *Polygonatum sibiricum* polysaccharide on cyclophosphamide-induced immunosuppression in chickens [J]. Res. Vet. Sci., 2012, 135: 96-105.

[273] Sun L R, Li X, Wang S X. Two new alkaloids from the rhizome of *Polygonatum sibiricum* [J]. J. Asian Nat. Prod. Res., 2005, 7: 127-130.

[274] Sun C, Wang G, Sun J, et al. A new method of extracting *Polygonatum sibiricum* polysaccharide with antioxidant function : ultrasound-assisted extraction-deep eutectic solvents method [J]. Foods, 2023, 12: 3438.

[275] Su L L, Li X, Guo Z J, et al. Effects of different steaming times on the composition, structure and immune activity of *Polygonatum polysaccharide* [J]. J. Ethnopharmacol., 2023, 310: 116351.

[276] Shen F, Song Z, Xie P, et al. *Polygonatum sibiricum* polysaccharide prevents depression-like behaviors by reducing oxidative stress, inflammation, and cellular and synaptic damage [J]. J. Ethnopharmacol., 2021, 275: 114164.

[277] Tang C, Yu Y, Guo P, et al. Chemical constituents of *Polygonatum sibiricum* [J]. Chemistry of Natural Compounds, 2019, 55: 331-333.

[278] Tang X Y, Xie J, Qin Y, et al. Proteomic analysis reveals that *Polygonatum cyrtonema* Hua polysaccharide ameliorates mice muscle atrophy in chemotherapy-induced cachexia [J]. J. Pharm. Biomed Anal., 2023, 234: 115533.

[279] Teng H, Zhang Y, Jin C, et al. Polysaccharides from steam-processed *Polygonatum cyrtonema* Hua protect against D-galactose-induced oxidative damage in mice by activation of Nrf2/HO-1 signaling [J]. J. Sci. Food Agric., 2023, 103: 779-791.

[280] Wang W X, Zhang X, Dabu X L T, et al. Analysis of chemical constituents from *Polygonatum cyrtonema* after "Nine-Steam-Nine-Bask" processing [J]. Phytochemistry Letters, 2019, 29: 35-40.

[281] Wang F, Chen H, Hu Y, et al. Integrated comparative metabolomics and network pharmacology approach to uncover the key active ingredients of *Polygonati rhizoma* and their therapeutic potential for the treatment of Alzheimer's disease [J]. Front Pharmacol, 2022, 13: 934947.

[282] Wang Y F, Lu C H, Lai G F, et al. A new indolizinone from *Polygonatum kingianum* [J]. Planta Med., 2003, 69: 1066-1068.

[283] Wang Z, Lao J, Kang X, et al. Insights into the metabolic profiling of *Polygonati Rhizoma* fermented by *Lactiplantibacillus plantarum* under aerobic and anaerobic conditions using a UHPLC-QE-MS/MS system [J]. Front Nutr., 2023, 10: 1093761.

[284] Wang S, Li G, Zhang X, et al. Structural characterization and antioxidant activity of *Polygonatum sibiricum* polysaccharides [J]. Carbohyd. Polym., 2022, 291: 119524.

[285] Wang Y, Qin S, Pen G, et al. Potential ocular protection and dynamic observation of *Polygonatum*

sibiricum polysaccharide against streptozocin- induced diabetic rats' model［J］. Exp. Biol. Med., 2017, 242: 92-101.

［286］ Wang J, Lu C S, Liu D Y, et al. Constituents from *Polygonatum sibiricum* and their inhibitions on the formation of advanced glycosylation end products［J］. J. Asian Nat. Prod. Res., 2016, 18: 697-704.

［287］ Wang S Y, Yu Q J, Bao J K, et al. *Polygonatum cyrtonema* lectin : a potential antineoplastic drug targeting programmed cell death pathways［J］. Biochem. Bioph. Res. Co., 2011, 406: 497-500.

［288］ Wang J, Wang F, Yuan L, et al. Blood-enriching effects and immune-regulation mechanism of steam-processed *Polygonatum sibiricum* polysaccharide in blood deficiency syndrome mice［J］. Front. Immunol., 2022, 13: 813676.

［289］ Wang T, Li Y Q, Yu L P, et al. Compatibility of *Polygonati Rhizoma* and *Angelicae Sinensis* Radix enhance the alleviation of metabolic dysfunction-associated fatty liver disease by promoting fatty acid *β*-oxidation［J］. Biomed Pharmacother, 2023, 62: 114584.

［290］ Wang T, Li Y Q, Yu L P, et al. Virtual screening of potential anti-fatigue mechanism of *Polygonati Rhizoma* based on network pharmacology［J］. Comb. Chem. High T. Scr., 2019, 22: 612-624.

［291］ Wang G, Fu Y, Li J, et al. Aqueous extract of *Polygonatum sibiricum* ameliorates ethanol-induced mice liver injury via regulation of the Nrf2/ARE pathway［J］. J. Food Biochem., 2021, 45: e13537.

［292］ Wu W J, Huang N, Huang J, et al. Effects of the steaming process on the structural properties and immunological activities of polysaccharides from *Polygonatum cyrtonema*［J］. Journal of Functional Foods, 2022, 88: 104866.

［293］ Xiao L, Qi L, Zhang G, et al. *Polygonatum sibiricum* polysaccharides attenuate lipopoly-saccharide-induced septic liver injury by suppression of pyroptosis via NLRP3/GSDMD signals［J］. Molecules, 2022, 27: 5999.

［294］ Xian Y F, Lin Z X, Xu X Y, et al. Effect of Rhizoma polygonati on 12-*O*-tetradecanoylphorbol-acetate-induced ear edema in mice［J］. J. Ethnopharmacol., 2012, 142: 851-856.

［295］ Xie Y, Jiang Z, Yang R, et al. Polysaccharide-rich extract from *Polygonatum sibiricum* protects hematopoiesis in bone marrow suppressed by triple negative breast cancer［J］. Biomed. Pharmacother, 2021, 137: 111338.

［296］ Xu P, Zhao J Y, Wang Y J, et al. Steroidal glycosides, homoisoflavanones and cinnamic acid derivatives from *Polygonatum odoratum* and their inhitory effects against influenza A virus［J］. Fitoterapia, 2020, 146: 104689.

［297］ Xu Y, Ye Y, Liu C, et al. Positive effects of steamed *Polygonatum sibiricum* polysaccharides including a glucofructan on fatty acids and intestinal microflora［J］. Food Chem., 2023, 402: 134068.

［298］ Yan H, Lu J, Wang Y, et al. Intake of total saponins and polysaccharides from *Polygonatum kingianum* affects the gut microbiota in diabetic rats［J］. Phytomedicine, 2017, 26: 45-54.

［299］ Yang J X, Wu S, Huang X L, et al. Hypolipidemic activity and antiatherosclerotic effect of polysaccharide of *Polygonatum sibiricum* in rabbit model and related cellular mechanisms［J］. Evid.

Based Complement. Alternat. Med., 2015（2015）: 391065.

［300］ Yang Y Q, Li Y Q, Yu L P, et al. Muscle fatigue-alleviating effects of a prescription composed of *Polygonati Rhizoma* and notoginseng radix et rhizoma［J］. BioMed Res. Int., 2020（2020）: 3963045.

［301］ Yang M, Meng F, Gu W, et al. Influence of polysaccharides from *Polygonatum kingianum* on short-chain fatty acid production and quorum sensing in lactobacillus faecis［J］. Front. Microbiol., 2021, 12: 758870.

［302］ Yang X X, Wang X, Shi T T, et al. Mitochondrial dysfunction in high-fat diet-induced nonalcoholic fatty liver disease : the alleviating effect and its mechanism of *Polygonatum kingianum*［J］. Biomed Pharmacother, 2019, 117: 109083.

［303］ Ye S, Koon H K, Fan W, et al. Effect of a traditional Chinese herbal medicine formulation on cell survival and apoptosis of MPP$^+$-treated MES 23.5 dopaminergic cells［J］. Parkinsons Dis., 2017（2017）: 4764212.

［304］ Yelithao K, Surayot U, Lee J H, et al. RAW2647 cell activating glucomannans extracted from rhizome of *Polygonatum sibiricum*［J］. Prev. Nutr. Food Sci., 2016, 21: 245-254.

［305］ Yu L Z, Zhang X P, Wang Y X. *Polygonatum sibiricum* extract exerts inhibitory effect on diabetes in a rat model［J］.Trop. J. Pharm. Res., 2021, 18: 1493-1497.

［306］ Zeng L, Zhong F, Chen Z, et al. *Polygonatum sibiricum* polysaccharides protect against obesity and non-alcoholic fatty liver disease in rats fed a high-fat diet［J］. Food Sci. Hum. Well, 2022, 11: 1045-1052.

［307］ Zeng G F, Zhang Z Y, Lu L, et al. Protective effects of *Polygonatum sibiricum* polysaccharide on ovariectomy-induced bone loss in rats［J］. J. Ethnopharmacol., 2011, 136: 224-229.

［308］ Zheng S. Protective effect of *Polygonatum sibiricum* polysaccharide on D-galactose-induced aging rats model ［J］Sci. Rep., 2020, 10: 2246.

［309］ Zhang J, Wang Y Z, Yang M Q, et al. Identification and evaluation of *Polygonatum kingianum* with different growth ages based on data fusion strategy［J］. Microchem. J., 2021, 160: 105662.

［310］ Zhang H, Hao F, Yao Z, et al. Efficient extraction of flavonoids from *Polygonatum sibiricum* using a deep eutectic solvent as a green extraction solvent［J］. Microchem. J., 2022, 175: 107168.

［311］ Zhang J, Liu N, Sun C, et al. Polysaccharides from *Polygonatum sibiricum* Delar. ex redoute induce an immune response in the raw 264.7 cell line via an NF-κB/MAPK pathway［J］. RSC Adv., 2019, 9: 17988-17994.

［312］ Zhang X, Ni L, Hu S, et al. *Polygonatum sibiricum* ameliorated cognitive impairment of naturally aging rats through BDNF-TrkB signaling pathway［J］. J. Food Biochem., 2022, 46（12）: e14510.

［313］ Zhang H, Cao Y, Chen L, et al. A polysaccharide from *Polygonatum sibiricum* attenuates amyloid-β-induced neurotoxicity in PC12 cells［J］. Carbohydr. Polym., 2015, 117: 879-886.

［314］ Zhang Z T, Peng H, Li C Y, et al. *Polygonatum cyrtonema* lectin induces murine fibrosarcoma L929 cell apoptosis via a caspase-dependent pathway as compared to *Ophiopogon japonicus* lectin［J］. Phytomedicine, 2010, 18: 25-31.

［315］ Zhang J，Chen H，Luo L，et al. Structures of fructan and galactan from *Polygonatum cyrtonema* and their utilization by probiotic bacteria［J］. Carbohyd. Polym.，2021，267：118219.

［316］ Zhai L，Wang X. Syringaresinol-di-*o*-*β*-D-glucoside，a phenolic compound from *Polygonatum sibiricum*，exhibits an antidiabetic and antioxidative effect on a streptozotocin-induced mouse model of diabetes［J］. Mol. Med. Rep.，2018，18：5511-5519.

［317］ Zhao P，Li X，Wang Y，et al. Comparative studies on characterization，saccharide mapping and antiglycation activity of polysaccharides from different *Polygonatum* ssp［J］. J. Pharm. Biomed. Anal.，2020，186：113243.

［318］ Zhao L，Xu C，Zhou W，et al. *Polygonati Rhizoma* with the homology of medicine and food：a review of ethnopharmacology，botany，phytochemistry，pharmacology and applications［J］. J. Ethnopharmacol.，2023，309：116296.

［319］ Zhao P，Zhao C，Li X，et al. The genus Polygonatum：a review of ethnopharmacology，phytochemistry and pharmacology［J］. J. Ethnopharmacol.，2018，214：274-291.

［320］ Zhao P，Li X，Wang Y，et al. Characterisation and saccharide mapping of polysaccharides from four common *Polygonatum* spp［J］. Carbohyd. Polym.，2020，233：115836.

［321］ Zhao P，Zhou H，Zhao C，et al. Purification，characterization and immunomodulatory activity of fructans from *Polygonatum odoratum* and *P. cyrtonema*［J］.Carbohyd. Polym.，2019，214：44-52.

［322］ Zhao X，Li J. Chemical constituents of the genus *Polygonatum* and their role in medicinal treatment［J］. Nat. Prod. Commun.，2015，10：683-688.

［323］ Zhao P，Zhao C，Li X，et al. The genus Polygonatum：a review of ethnopharmacology，phytochemistry and pharmacology［J］. J. Ethnopharmacol.，2018，214：274-291.

［324］ Zhou D，Li X，Chang W，et al. Antiproliferative *steroidal* glycosides from rhizomes of *Polygonatum sibiricum*［J］. Phytochemistry，2019，164：172-183.

［325］ Zhu S，Liu P，Wu W，et al. Multi-constituents variation in medicinal crops processing：investigation of nine cycles of steam-sun drying as the processing method for the rhizome of *Polygonatum cyrtonema*［J］. J. Pharm. Biomed Anal.，2022，209：114497.

［326］ Zhu X，Wu W，Chen X，et al. Protective effects of *Polygonatum sibiricum* polysaccharide on acute heart failure in rats［J］. Acta Cir. Bras.，2018，33：868-878.